药品注册行政受理管理研究

Study on the Administrative Acceptance of
Drug Registration

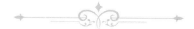

董旻◎著

中国健康传媒集团
中国医药科技出版社

图书在版编目（CIP）数据

药品注册行政受理管理研究 / 董旻著 . — 北京：中国医药科技出版社，2023.1
ISBN 978-7-5214-3694-5

Ⅰ . ①药… Ⅱ . ①董… Ⅲ . ①药品管理—研究—中国 Ⅳ . ① R954

中国版本图书馆 CIP 数据核字（2022）第 236709 号

策划编辑 　于海平
责任编辑 　高雨濛 　曹化雨
美术编辑 　陈君杞
版式设计 　也 　在

出版 　**中国健康传媒集团** | 中国医药科技出版社
地址 　北京市海淀区文慧园北路甲 22 号
邮编 　100082
电话 　发行：010-62227427 　邮购：010-62236938
网址 　www.cmstp.com
规格 　787 × 1092 mm $\frac{1}{16}$
印张 　8 $\frac{1}{2}$
字数 　170 千字
版次 　2023 年 1 月第 1 版
印次 　2023 年 1 月第 1 次印刷
印刷 　三河市万龙印装有限公司
经销 　全国各地新华书店
书号 　ISBN 978-7-5214-3694-5
定价 　**69.00 元**

获取新书信息、投稿、为图书纠错，请扫码联系我们。

前言

近年来，我国医药产业快速发展，药品质量和标准不断提高，较好地满足了公众用药需要，与此同时药品审评、审批中存在的问题也日益突出，自 2015 年起药品注册审评、审批改革拉开序幕，2019 年新修订的《药品管理法》颁布后，药品注册相关配套文件陆续发布，申报程序、注册分类、资料要求、指导原则均随之调整。作为药品注册行政许可的起始环节，行政受理最先迎接改革。从省级药品监督管理部门受理、初审统一调整为国家药品监督管理部门集中受理，新部门、新事项、新分类、新要求对药品注册行政受理管理带来了一定的挑战，这就要求在实践中不断探索和总结，更快更好地推进改革，与后续审评、审批环节进一步融合。

药品注册行政受理涉及整个制药行业，需要有效的制度和理论体系指导，围绕此目标，本书综合运用文献研究法、比较研究法、问卷调查法及统计分析等方法，从法理和实践两方面，对药品注册行政受理管理进行系统研究，以期为当前行政受理管理中的实施困境提供改善建议。具体而言，本书的基本内容包括以下几个方面。

第一，法理定位。从行政行为的概念出发，对行政许可范围内的"行政受理"内涵进行界定，并对其合法边界及合规需求进行定位，明确在履行行政受理行为时，应严格遵守主体资格合法、职权范围合法、程序过程合法及行为依据合法的界限，并充分考虑公开透明、公正公平、高效节能、服务便民的合规需求。

第二，历程回顾。结合国内药品注册法规体系的发展历史，以药品注册受理及审批部门的调整契机作为划分点，将我国药品注册行政受理的发展历程划分为初始（省级卫生部门接收并审批）、形成（省级卫生部门接收、国家卫生部门审批）、发展（省级药监部门受理、国家药监部门审批）和完善（国家药监部门受理并审批）四个阶段，并简要介绍国家局的药品注册行政受理当前的机构设置、法规依据以及管理模式。

第三，困境分析。窗口单位服务先行，参考 PZB 的 SERVQUAL 服务质量评价量表，结合政务服务的特点和要求，构建了以有形性、可靠性、响应性、保证性、移情性、透明性 6 大维度为基础的调查问卷，信度和效度的验证结果较为理想，可证明该评价指标体系适用于我国药品注册行政受理的服务质量评价。通过对问卷调查结果反馈的数据进行分析，找到对服务质量的影响比重较大的维度及存在的管理困境，深入剖析、究其根源、发现改进切入点。

第四，制度构建。受理审查制度是基础，通过对行政许可与行政备案、行政受理与技术审评、形式审查和实质审查等概念进行厘清，锁定药品注册行政受理审查制度的适用范围，并对相应的审查内容进行阐述。仅靠受理审查制度无法满足公开透明、公正公平、高效节能、服务便民的合规需求，还需设置保障制度为服务质量保驾护航，本研究在审查制度的基础上，初步构建政务公开、容缺受理、告知说明和监督考核四项配套保障制度。

第五，流程改造。制度保障是根本，重塑流程是关键，借鉴无缝隙政府理论的研究成果，对现存受理审查流程进行梳理：辨析"增值步骤"和"非增值步骤"，明确"主要序列"；并以三类顾客共同关心的加快"好药"上市作为终极长期目标，以行政相对人主要需求——提高服务响应性为扩展短期目标，以加强事前政策引导、多面手沟通交流、串联改并联、源头处一次性获取信息为手段，从一张白纸开始，初步描绘药品注册行政受理的应然流程。

当然，本书还存在许多不足之处，有进一步研究的空间，如可以从行政法学角度对法律属性、法律瑕疵进行更深入研究，可以对服务质量影响因素的权重进行更细致的探讨，可以对各级药监部门负责的申请事项进行拓展讨论，等等。尽管本书是在长期实践基础上撰写的，撰写过程中也力争逻辑严谨、内容充实，但难免有所疏漏，望读者批评指正。

最后，感谢在本书撰写过程中，我的授业恩师武志昂教授的殷切关怀和悉心指导，您以严谨的治学作风、深邃的思想、广博的学识、高度负责的精神鞭策我不断进步；感谢我的领导、同事和朋友们为本书提出的宝贵意见和鼎力支持，给予我不遗余力的帮助和无私的精神鼓励；感谢我的家人，包括文章撰写期间一直在肚子里陪伴本书成长的小宝贝，你们都是我人生中的宝贵财富，谢谢！

目录

第一章

绪论

1.1 背景

1.1.1 深化行政体系改革的总体要求

2015 年 5 月 12 日，国务院召开全国推进简政放权、放管结合职能转变工作电视电话会议，首次提出"放管服"的改革概念：简政放权，要求中央政府下放行政权，减少没有法律依据和法律授权的行政权，减少市场主体过多的行政审批行为，降低准入门槛；放管结合，采用新技术新体制加强监管职能和体制创新，公正监管，促进公平竞争；优化服务，降低市场主体的市场运行行政成本，促进市场主体的活力和创新能力，提供高效的政务服务，营造便利营商环境。

自 2015 年以来，各部委在国务院的带领下，取消、下放或调整 9 批行政审批事项、1 批非行政许可审批事项、4 批职业资格许可和认定事项及 2 批行政审批中介服务事项。以 2017 年 9 月 29 日发布《国务院关于取消一批行政许可事项的决定》（国发〔2017〕46 号）为例，取消的 40 项国务院部门行政许可事项中，含原国家食品药品监督管理总局（简称 CFDA）责任事项 4 项，卫生计生委责任事项 3 项，共占比 17.5%，医药卫生行业首当其冲（图 1-1）。行政受理，作为行政许可实施程序的启动环节以及政策变动时的首问窗口，应积极响应并及时落实审批改备案事项，减少证明事项要求、认同企业告知承诺、实行许可事项"多合一"、缩短审查时限等多项惠民政策，调整行政受理工作管理模式势在必行。

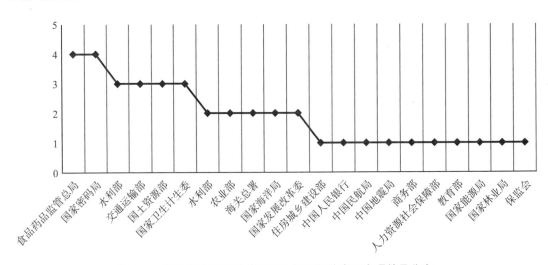

图 1-1　国务院决定取消的国务院部门行政许可事项数量分布

党的十九次全国代表大会报告中提到"贯彻新发展理念，建设现代化经济体系"时，要求以转变政府职能、创新监管方式、放宽市场准入为前提，以加强事中事后监管为保障，采用新技术、新体制以加强监管职能和体制创新。2015 年 5 月，习总书记在中央政治局学习会上强调："公共安全连着千家万户，事关人民群众的生命财产安全，事关改革发展稳定大局，要用最严谨的标准、最严格的监管、最严厉的处罚和最严肃的问责来切实加强食品药品安全监管"；2016 年，中央财经领导小组第十四次会议上再次提出，要坚持源头严防、过程严管、风险严控。药品作为涉及公共安全的一种特殊商品，关系着千家万户，更应完善分级分类监管制度，健全跨部门综合监管制度，利用"互联网 + 监管"提升监管能力，实现药品全生命周期无缝监管。行政受理作为药品注册许可的首要环节，作为研发、生产数据的采集窗口，理应对采集到的第一手数据加以分析、留存、利用，为后续的监管提供数据支持，为从严防风险提供源头保障，在此过程中受理信息采集的准确性、规范性、完整性尤为重要。

2021 年，政府工作报告中再次强调，进一步放宽市场准入，建设人民满意的服务型政府，创造一流的营商环境，并细致指明了行政许可事项"清单管理""证照分离""电子证照""跨省通办"等改革手段，大力推进涉企审批减环节、减材料、减时限、减费用。行政受理作为连接行政主体与行政相对人的桥梁以及展现服务型政府风采面貌的窗口，应以服从经济社会发展方向为宗旨，以行政相对人需求为抓手，以精准服务为引擎，在提供热情优质服务的同时，让行政相对人"只进一扇门，最多跑一次"，切实解决困难和问题。这对行政受理部门的沟通协调职能以及受理人员的综合专业素质，提出了更高的要求和更大的挑战。

1.1.2　药品审评审批改革的具体要求

为提高注册申报资料质量，减少仿制药重复申报，缩短临床急需药品的审批周期，扩大申报主体范围鼓励创新，国务院及办公厅先后印发了《国务院关于改革药品医疗器械审评审批制度的意见》（国发〔2015〕44 号，简称 44 号文）、《国务院关于印发"十三五"国家食品安全规划和"十三五"国家药品安全规划的通知》（国发〔2017〕12号）及《关于深化审评审批制度改革鼓励药品医疗器械创新的意见》（厅字〔2017〕42 号，简称 42 号文）。

42 号文总结了 44 号文印发之后的两年实践经验，对药品医疗器械审评审批制度改革进一步深化，为改革过程中的深层次问题指明了方向，从改革临床试验管理、加快上市审评审批、促进创新药和仿制药发展、加强全生命周期管理、提升技术支撑能力、加强组织实施 6 大方面，提出了 36 条改革措施，其中 25 条改革措施直接影响药品注册行政受理工作（图 1-2）。

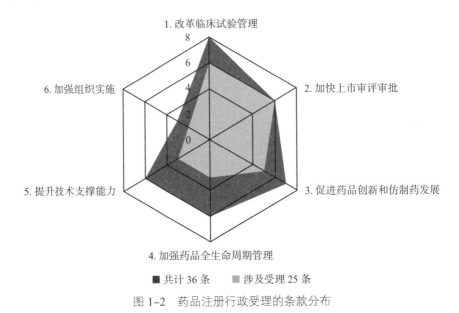

图 1-2　药品注册行政受理的条款分布

2019 年，第十三届全国人民代表大会常务委员会先后审议通过了《中华人民共和国疫苗管理法》（主席令第 30 号）、《中华人民共和国药品管理法》（主席令第 31 号，下称药品管理法），至此药品医疗器械审评审批制度的改革成果，终以法律条款的形式固化。2020 年，国家市场监督管理总局先后印发了《药品注册管理办法》（总局令第 27 号）、《药品生产监督管理办法》（总局令第 28 号），国家药品监督管理局印发的配套文件及技术指导原则也相继出台，如《国家药监局关于发布〈突破性治疗药物审评工作程序（试行）〉等三个文件的公告》（2020 年第 82 号）、《国家药监局关于发布〈药品上市后变更管理办法（试行）〉的公告》（2021 年第 8 号）、《国家药监局关于发布生物制品注册分类及申报资料要求的通告》（2020 年第 43 号）、《国家药监局关于发布化学药品注册分类及申报资料要求的通告》（2020 年第 44 号）、《国家药监局关于发布中药注册分类及申报资料要求的通告》（2020 年第 68 号）等。法律法规、规范性文件、部门规章中的工作程序、申报资料、技术要求都有着大幅度的调整，药品注册行政受理的审查标准更新的时效性和在实践中不断完善的必要性凸显。

1.1.3　注册行政受理改革的实践要求

根据 44 号文"提高审评审批质量，建立更加科学、高效的药品审评审批体系"的总体要求，按照"谁审评、谁受理""谁审批、谁受理"的原则，CFDA 拟定了《行政受理改革工作方案》，于 2016 年 5 月 3 日，CFDA 的行政事项受理服务和投诉举报中心负责的进口（含港、澳、台）药品注册申请受理职能，调整至 CFDA 药品审评中心。

2017 年 11 月 13 日，CFDA 发布《总局关于调整药品注册受理工作的公告》（2017 年第 134 号）规定，"自 2017 年 12 月 1 日起，将现由省级食品药品监督管理部门受理、国家食品药品监督管理总局审评审批的药品注册申请，调整为国家食品药品监督管理总局集中受理。"同年，又发布《总局关于发布药品注册受理审查指南（试行）的通告》（2017 年第 194 号），明确了中药、天然药物、化学药品、生物制品、进口药材的受理审查要点，自此药品注册集中受理工作正式拉开序幕。

同期，一致性评价工作逐步推进，药品上市许可持有人制度进入试点，原料药、药用辅料、直接接触药品的药包材登记制度全面铺开，药物临床试验默示许可工作正式启动，化学药品注册分类调整、ICH 二级指导原则在国内落地等一系列的改革措施接踵而至。2017 年至 2020 年，新部门、新事项、新分类、新要求对药品注册受理工作的冲击波涛汹涌；通过多年的磨合和调整，受理流程不断优化、受理标准不断提高、受理团队不断成长，但同时也存在不少的问题，恰逢新的《药品注册管理办法》以及配套程序和指导原则出台，带来了新的机遇和新的挑战。如何合理定位受理工作，依法受理、公正公开、便民高效，提供"标准化、专业化、信息化、制度化"的受理服务，与审评、检验、核查、审批等环节进行无缝对接，值得进行深层次的讨论和研究。

1.2 国内外研究进展

1.2.1 行政受理法理研究

通过查询专著及已公开发表的文献资料发现，国外学界已经形成了较为成熟的行政行为理论研究。德、法行政法学界，以是否产生法律效果为标准，将行政行为分为行政法律行为和行政事实行为。其中行政事实行为是指，不以实现某种特定的法律效果为目的，而以影响或改变事实状态为目的的实施行为，如行政指导、行政检查等，并认为行政受理作为行政程序的一环属于行政事实行为；但不予受理或延迟拖延等行为，使行政相对人权益受损、申请无法继续进行的情形，应被排除在外。在日本，以是否包含行政主体的效力意思为标准，将行政行为分为法律行为性行政行为和准法律行为性行政行为。室井力先生认为，准法律性行为仅是行政厅观念意思的表示，包含受理、公证、通知等行为[1]。盐野宏先生认为，受理是准法律行为的一种，是"将他人的行为作为有效的行为而受领的行为"，是"内部事务处理的一环"[2]。而田中二郎先生则进一步赋予其定义，"行政受理是行政机关接受其认为行政相对人所为有效的意思表示，并表示将依法予以处理，却仍没有到进入处理阶段的行为"[3]。文献资料中多在研究行政行为时提及行政受理的类别归属，但在行政受理的内涵、外延、特征和效力等方面却未见进一步的理论推演，理论上的研究较为匮乏。

国内法律法规中，在提及行政程序时会出现对行政受理的要求，如《行政许可法》《行政复议法》《行政处罚法》等。国内理论界，多在讨论行政行为和行政程序时，对行政受理谈及一二，如在行政许可的实施程序中提及行政受理信息公开制度，在行政程序的说明理由制度中提及行政受理的限时告知制度等，或是在论及准行政行为时将其作为表现形式提出。涉及法理研究的，仅发现学者赵梦雅的《论行政受理》一篇专论，研究较为系统，从概念的界定、属性的分析、制度的构建、法律效力、监督和救济等方面，对行政受理的法理性质进行了全方位的阐述，但该论仅以行政复议、行为可诉性作为切入点，对依申请行政许可行为中的行政受理论述较为简略。还有为数不多的论文，从程序完善、可诉性探讨、不作为实践等方面进行分述，如学者杨生的《行政受理行为初论》，简述了行政受理的定义、特性及分类，而后在此基础上引出实践中遇到的阻碍及引发的行政争议[4]；学者张时春的《行政许可受理程序的完善》，对不予受理、延迟受理、制度的完善进行了分析，以此建议完善《行政许可法》中的受理程序的要求[5]；学者邓传海的《行政许可受理程序探讨》，指出完善受理程序的必要性及可行性[6]；学者徐晓明的《行政许可受理在先原则简评》，对行政受理行为过程中，存在的削弱受理在先原则的现象进行了分析，提出通过强化行政受理决定标准、时限等客观条件以保证其在先原则的落实[7]；轩斯文的《论行政受理行为可诉性研究》，对行政受理行为可诉性的含义和实操做了简要说明[8]。

1.2.2 药品注册制度研究

通过调研已公开发表的文献资料发现，历经多年国外管理学界已经形成了较为成熟的政府监管理论研究，从 20 世纪初开始，随着全球化、信息化、市场化的变革，经历了官僚制公共行政理论，到传统公共管理理论，再到新公共管理理论的转变，并进而演化出多元化公共治理理论等分支，如彼得·德鲁克的目标管理理论，从管理的本质入手，引导管理重点从流程、制度等细节问题向组织目标转移；史蒂文·科恩的政府全面质量管理理论，将产品生产全面质量管理的基本理念、工作原则、运作模式应用于公共管理机构中，提出关注质量、全员参与、顾客导向、持之以恒、全过程管理 5 大特征[9]；拉塞尔·林登的"无缝隙政府"理论，提倡以公共服务需求为先导，强调面向竞争和结果的管理服务，指导建立"无缝隙政府"[10]。这些研究大多停留在自然垄断行业领域，对药品产业的研究，尤其是药品注册制度的研究有待充实。

而国内药品注册制度领域的研究主要集中在管理体系、风险控制、鼓励创新等制度方面，多数是针对政策规制的某一方面进行研究，通过纵向比较我国政策演变，横向借鉴发达国家的发展经验，提供政策建议。

A.整体论述方面　近几十年来，我国有许多学者展开了对药品注册审批制度的研究，其中学者王建英编著的《美国药品申报与法规管理》一书对美国药品注册审批制度有着较为系统详细的解读[11]；学者陈永法主编的《国际药事法规》也系统地介绍了几个药品注册审批制度较为成熟的国家的政策及法律，尤其对美国药品的上市及监管进行了系统的分析与介绍[12]；学者杨志敏及杜晓曦的《中、美药品注册管理法规体系的比较研究》，通过研究美国近百年构建的药品注册管理法规体系，提出我国的药品注册法规体系的框架虽已完成初步构建，但内涵不够充实，监管的关键环节并没有突出，法规实施的可操作性有待进一步提高[13]；学者罗慧莉的《我国药品注册管理体制研究》，介绍了当前我国药品注册管理制度的现状，详细阐述和评价了与现阶段药品注册管理制度相关的新药评价体系、临床试验、注册操作过程、审评程序和机制以及新药申报五大方面所存在的问题[14]。

B.分类论述方面　学者张宁等从仿制药注册的不同环节，对美国仿制药注册审批体系进行介绍，并强调了仿制药在国民医疗中的重要地位[15, 16]；学者武霞通过对近年来创新药风险投资价值评估体系的研究，提出影响投资价值的关键因素，进而给出以认知效能、逾期效能、执行效能和反馈效能为指标的创新药风险投资激励模型[17, 18]；学者徐蓉通过结构方程模型（SEM）对药品风险认知进行实证调查分析，认为政府监管、社会环境、相关方的行为会对药品风险产生显著的影响[19]；学者赵婷婷等人对日本、德国药物警戒体系做了详细的研究，建议从政策法规、数据库建设、沟通合作、风险管理等角度完善我国药品安全监管工作[20, 21]。

1.2.3　药品注册行政受理实践研究

理论界对行政受理概念、属性、内涵、特征等相关研究内容相对匮乏，实践方面也多集中在复议、申诉、诉讼等制度的探讨上，屈指可数的申请类行政受理研究半数涉及信息平台的方案设计，最后仅剩几篇与药品注册受理实践工作相关的文献，简要介绍如下：梁建贞的《对基层药监受理工作的思考分析》，反馈了主管部门法律意识淡薄、申请人缺乏专业知识、人员流动大等问题[22]；高芳等的《国家药品抽检样品受理问题分析及建议》，提出了严格执行抽样要求，强化队伍建设及沟通反馈，确保样品信息准确无误的建议[23]；王姝的《浅谈药品行政受理审评审批制度的重大变革》，重申落实"全口径、高标准、专业化、信息化"受理[24]；张少君在《S省药品再注册受理工作现状与存在问题分析》中，总结了再注册受理情况，提出药品再注册受理工作应朝着操作规范、服务高效的方向逐步完善和发展[25]；曹莹的《关于基层药品类受理工作的几点思考》，提出受理工作是药监部门面向社会的窗口，也是行政许可的首要环节，其重要性不言而喻：对外受理人员的服务态度与工作效率直接影响着药监部门的形象，对内受理人员对申请材料的审查是否到位直接影响着后续审批流程的进度，建议加强部门沟通与协调，统一标准，提供更加细致的服务[26]。

从对行政受理相关研究文献的整理归纳来看，行政行为及公共管理的理论研究在国外已经较为成熟的，但法理研究大多停留在行政行为的整体研究上，谈及行政程序或准行政行为时涉及一二，系统定位行政受理的研究较为稀缺；管理理论方面多针对自然垄断行业，对卫生产业的政府管理，尤其是药品注册行政许可的研究尚待充实。而国内学者对受理的法理研究主要集中于复议、申诉、诉讼等制度的探讨上，针对依申请行政行为中的启动环节——行政受理的系统性研究仅有为数不多的几篇论述；在药品注册制度研究方面，多在流程介绍、数据统计时提及行政受理，为数不多的几篇研究也较为零散且不成体系，大都从实操角度或某单一视角进行松散阐述，没有认识到药品注册行政受理应作为一个系统进行整合，没能形成比较完善的理论和体系框架，研究间缺乏有机结合和整体关联，对改革实践缺少综合性的指导意见，对整体顶层设计、工作流程再造、监管考核机制完善、药品注册受理实践，缺少综合性的系统指导和深入的研究分析。

1.3 目的及意义

从国内外相关研究进展可以看到，2003年《行政许可法》出台至今，国内外学者对"行政受理"的理论研究较为稀缺，多集中于复议、诉讼等领域，行政许可领域的"行政受理"相关研究比较匮乏，结合具体医药产业领域的相关研究更为稀缺。从行政受理的概念、合法性及合规性需求的定位出发，对药品注册行政受理应有的模式、现存的差距及影响的因素进行系统分析，为进一步规范行政受理管理提供理论支持，使政府赋予的职权不缺失、不滥用，真正做到依法受理、依法行政、言之有据，行之有依，具有重要的理论意义。

国家药品监督管理局（以下简称国家局，NMPA）数据查询栏目对外公布的境内药品生产企业共计8300余家；2020年全年新冠疫情常态化的形式下，国家局受理的药品注册申请近万件（图1-3，以药品审评中心的承办日期为准），窗口接待行政相对人逾6千人次。行政受理是行政许可实施程序的启动环节，是连接行政主体与行政相对人的桥梁，是距离行政相对人最近的窗口，面对如此巨大的行政相对人需求群体，其服务质量及办事效率直接影响到行政机构在公众心中的形象以及在行业内的公信度。所谓窗口政务无小事，对实践管理进行反思、改进和再造，规范药品注册行政受理行为，对保护行政相对人及其应有权利，具有必要的现实价值。

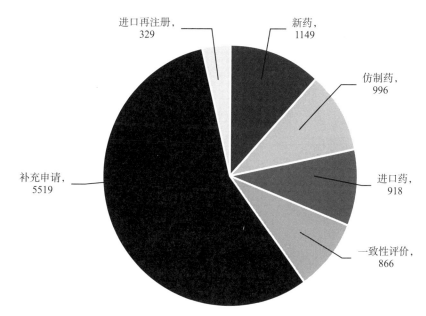

图 1-3　2020 年国家局药品注册受理情况（单位：件）

1.4 结构与内容

本书统筹法学与管理学的要求，采用定性概括受理内涵、定量分析服务质量、横向比较行业经验、纵向回顾发展历程等方法，从以下 5 个方面进行阐述（图 1-4）

第一部分，理论透视。通过对行政受理定义的解析，明确药品注册行政受理的概念和内涵；通过对行政受理法律属性的探究，找出其关键法律特性，并结合政治、传统管理和新公共服务管理的具体需求，为其合规需求进行定位。

第二部分，发展现状。回顾国内药品注册行政受理制度的发展历程，从机构设置、法规依据、管理模式及运行情况等方面介绍国家局药品注册行政受理的实施现状；采用 SERVQUAL 评价量表对行政受理的服务质量进行实证调研，分析行政相对人切实关心的维度及目前存在的管理困境，进一步深入分析困境的成因。

第三部分，经验借鉴。介绍国外药品注册监管体系中行政受理相关制度的实施概况，以及国内政务服务改革发展进程中，不同阶段管理模式的基本内涵和实施困境，为药品注册行政受理管理的实施提供借鉴思路。

第四部分，制度构建。以行政受理审查制度为基础，厘清制度的适用范围、明确审查的基本内容，并构建政务公开、容缺受理、告知说明和监督考核等配套制度。

第五部分，流程改造。运用"无缝隙政府组织"理论，为我国药品注册行政受理流程的整体再造，提供初步设想。

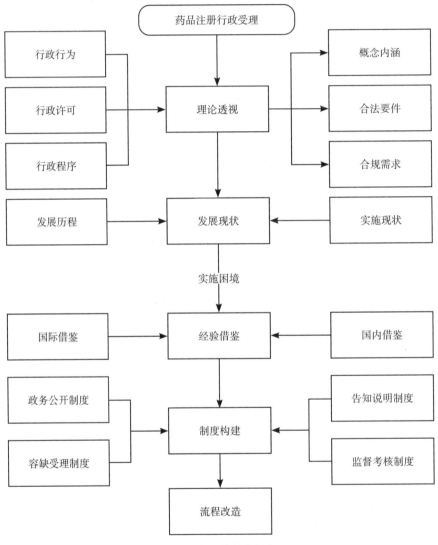

图 1-4 本文的结构框架图

第二章

行政许可受理行为
之理论透视

2.1 行政行为

2.1.1 行政行为的概念

行政行为是行政法学领域的基本概念及核心内容。1985 年概念法学的拥护者和实践者奥托·迈耶，提出了"行政行为"这一法学范畴，并将其界定为"行政机关运用公共权力，对具体行政事务适用法律、决定个人权力义务的单方行为"，是行政机关对于个别事件宣示是否为法律适用行为的公权力行为[27]。此后，德国法学家对"行政行为"的范围进行不断的演绎。柯俄曼（Kormannn）运用民法的法律行为和意思表述理论将其界定为"国家的法律行为"，引出行政行为的主体要素；耶利内克（Jellinek）将其概括为"行政机关对特定人所为，具有公权力之意思表示"，引出行政行为的职权要素；福雷那（Fleiner）将其诠释为"行政机关的法效意思表示"，引出行政行为的法律效果外部表达要素[28]。1997 年，德国《联邦行政程序法》中固化了长期的理论研究成果，将"行政行为"定义为"行政机关为调整公法领域的具体事件而采取的，对外直接产生法律效果的命令、决定或其他主权措施"。此时，德国行政法学领域的行政行为界定在更狭窄的范围内，强调主权者对公民何者为法的宣示，强调对公民的规制，即公民必须服从的单方命令，此学派对日本和中国台湾的影响较为深刻。

随着科技的不断发展，人们的生活圈不断扩大，人与人之间的联系日益紧密，人们的"社会依赖性"日益增强，相互合作的团队主义逐渐替代了个人主义，行政机关的服务性质逐渐凸显，法国社会法学的代表人物狄骥（Duguit）提出，人与人的联系是一种社会连带关系，行政机关与行政相对人之间的联系也是一种社会连带关系，是行政机关为公众提供服务和行政相对人对服务给予合作的关系，而行政行为（Acte Administratif）是维系这种社会连带关系的活动[29]。维系这种社会连带关系的关键在于，认识到行政行为的本质是公共服务行为，而非主权者的命令行为。社会法学界认为，行政行为作为一种服务行为，既包含传统意义上的行政行为（公法上的单方意思表示即单方行政行为），也包括传统意义上不属于行政行为的行政事实行为（如行政指导行为），和双方（多方）行政行为（如行政合同）等，涵盖范围较德国概念法学更为广泛，逐渐向法国大革命后"行政机关的一切法律行为（包括公法行为和私法行为）"的定义范围回归。

大陆地区对行政行为的研究始于 1927 年，并在新中国成立后得以升华，但其内涵和外延始终存在不同的争论，未能达成统一的意见，普遍的观点包括广义说和狭义说。广义说认为行政行为指"行政机关所为的一切行为，包括法律行为与事实行为"；狭义说则倾向将行政行为界定是"行政机关依法行使的产生法律效果的行为，包括直接法律效果和间接法律效果"。广义说界定了行为主体，而狭义说又在其基础上突出了法律效果的重要性，排除了无法产生法律效果也不具有强制执行力的行政事实行为；更有甚者认为只有具体行政行为才是行政行为，抽象行政行为应排除在定义范围外。

2.1.2 行政行为的性质

20世纪末，我国在宪法中明确依法治国的基本方略，即国家为了发展民主、尊重人权，将严格按法律约束自己的权力行为，作为依法治国的重中之重——依法行政，行政主体行使行政权力的行为，具有以下性质。

2.1.2.1 行政行为具有服务性

从行政行为的发展路径，不难看出，随着社会的开放发展、社会关系的进一步融合，行政机关和行政相对人之间命令与服从（控制）的关系，已经逐渐转变为服务与合作的联系，提供服务的不是行政相对人而是行政机关，行政相对人根据个人或组织的意愿进行配合或予以合作。"为人民服务"从党章写入了《宪法》，《宪法》第27条规定，"一切国家机关和国家工作人员必须依靠人民的支持，经常保持同人民的密切联系，倾听人民的意见和建议，接受人民的监督，努力为人民服务。"

维护大多数人的根本利益，趋同公共利益与个人利益的价值判断，是行政行为的根本出发点。行政机关受人民的委托行使行政权，通过履行行政行为对公共利益进行集合、维护和再分配，以确保公民追求和实现个人利益的机会趋于公平，实现社会成员实际占有利益的基本公平，达到"为人民服务"的目的。在此服务型政府的大前提下，行政行为具有弱强制性、强服务性，需要与行政相对人进行合作和互动，而非发号施令、实现专政统治；是对公共利益进行的集合、维护和再分配，如：行政征收行为是对公共利益的集合和再分配，是为了给广大公众提供公共设施服务需要的行政行为；行政许可行为则是对资源和机会的一种维护，药品监管行政许可行为是为了维护广大公众的健康和用药安全。

2.1.2.2 行政行为具有过程性

行政行为的范围从单方演变成双方（多方），从命令与服从转变为服务与合作，行政机关采用行政给付（如行政指导、行政救助）等非强制性行为，满足不断增长的公共管理需要。行政行为的关注点，从最终结果转移到各行政行为参与方的联系上来。以服务与合作为理念的现代行政法，认为行政行为不是孤立、静止的，而是不断运动、相互关联的过程[30]，是从发生、形成、做出到实现的行为过程，服务理念拓宽了人们对行政行为的认识，将行政机关与行政相对人之间的权利义务关系拉回到最终决定做出之前，可以通过行政的程序性调节参与方之间的关系。

服务型行政行为依赖与行政相对人的互通合作，在最终决定做出之前，行政机关与行政相对人进行沟通和交流：一方面，行政机关有义务向行政相对人证明其意思的正确性，即做出的行政决定，是公共利益与个人利益关系一致性的体现，是符合行政法规范规定的；另一方面，行政机关有义务听取行政相对人的意见，行政相对人有权进行反驳，对公共利益的集合、维护和分配提出自己的意见和建议，并保有要求行政机关采纳、修正的权利。在此过程中，行政机关不能通过隔绝和退出来回避冲突，更不能通过武力来解决冲突，只有通过协商、对话、听证等正常合法的程序，才能充分体现行政机关表达意思的正确性及提供服务的诚意，取得公众的信任和配合；反过来，公开发布行政行为的法定程序，可以为公众监督提供统一的客观标准。

2.1.2.3 行政行为具有从属法律性

《宪法》第85、105条规定指出，我国国家行政机关是各级国家权力机关的执行机关，即执行国家权力机关的法律、法规和决议的国家机关，也就是执法机关，应该主动、持续地去执行法律规范，调整各种利益关系，实现立法的意图或法律规范的规制目的。由此可知，行政行为是通过执行法律规范为公众提供服务的行为，具有从属法律性。

行政机关的行政权源于法律的授权，"法无授权不可为"，行政行为必须有法可依，受法律的约束。虽然20世纪初叶，自由法学的代表人物奥地利法学家埃利希（Ehrlich）、美国法学家卢埃林（Llewellyn）和弗兰克（Frank）等奉行实质法治理论，认为成文法不过是一种社会关系，即社会秩序的体现，但成文法永远赶不上社会关系的发展，永远概括不了社会关系的各个方面，一制定出来就是过时的、片面的，行政机关应该以社会关系或社会秩序这种生活中和行动中的法为准则，自由、灵活的去适用成文法[31]；只要行政机关实质上为相对人提供了服务，即便行政行为在形式或程序上存在某种瑕疵，也并不需要予以撤销，可以通过修正或转换进行弥补，避免因反复而形成的不合理和效率低下[32]。

但在国内法治程度、法治素质有待提高的现状下，只有坚持执行法治要求才能保障行政机关的服务效率，只有强调合法的程序和形式才能保证行政决定的正确性，在找到既能弥补行政行为在程序上和形式上的不足又能保障行政效率的结合点之前，行政相对人对此应予以合作，继续坚持法律优先和法律保留原则。在此基础上，由于立法的局限性，无法涵盖行政事务所涉及的方方面面以及应对行政相对人纷繁复杂的需求，行政机关应在法律法规规定的范围内，根据实际情况享有一定的裁量权。

2.1.3　行政行为的构成要件

从行政行为的概念界定，尤其是狭义说定义"行政机关依法行使的产生法律效果的行为"，可以看出行政行为的构成要件包括主体要件、职权要件、法律效果要件三方面，国内学者叶必丰[33]将其概括为"行政权能的存在""行政权的实际运用"和"法律效果的意思表示于外部"。

2.1.3.1　主体要件

获得行政权能是行政行为主体合法的前提，获得行政权能的方式有两种：一是社会组织在成立时，通过相关部门的"三定方案"等形式赋予行政职责；二是已经存在的社会组织通过法律、法规、规章等形式授权，如《中华人民共和国国务院组织法》《中华人民共和国地方各级人民代表大会和地方各级人民政府组织法》等。行政行为必须由获得行政权能的主体做出，成立时未被赋予行政职责的社会组织需经授权，方可做出行政行为；而被授权组织应具有中立性，独立于不同利益的法人、公民之外，以保证做出的行政行为公平、公正。

2.1.3.2　职权要件

获得行政权能的行政主体应依法行使行政权，凡未运用行政权做出的行为（如民事权利、公民权利、司法权力），即使行政主体符合要求，仍然不是行政行为。依法行使行政权，必须在法定的职权范围内履职，不得超越法定范围，不得越位履职，如横向越位行使其他行政机关的职权，纵向越位行使上级部门的职权；在履职过程中应当准确使用法律规范，当上位法和下位法中的规定不统一时，应当使用上位法，尤其是行政审查、审批过程中更要做到有法可依、有据可循。

2.1.3.3　法律效果要件

具体行政行为将不产生法律效果的行为排除在外。法律效果系指主体通过意志行为直接设定、变更、消灭或者确定某种权利义务的关系，以及所期望取得的法律保护；而法律效果，需要通过外部表现形式（如语言、书面或行动等）告知行政相对人，并被外界所识别，最终才能形成具体的行政行为。

2.1.4　行政行为的效力

行政行为成立后，会对行政主体、行政相对人及其他组织或个人产生效力，称为行政行为的效力。学界占主流的是"四效力说"，认为行政行为的效力包括公定力、确定力、拘束力和执行力[34]。

2.1.4.1 行政行为具有公定力

行政行为一经做出，尽管可能存在有瑕疵的行为，但除具有重大明显偏颇外，任何人未经法定程序，不得否定其法律约束力，此为行政行为的公定力。公定力是维护法律安定性的前提，是对做出机关和行政相对人以及以外的所有机关、团体或个人的法律效力，是对相关权利义务的法律保护。

2.1.4.2 行政行为具有确定力

已经生效的行政行为具有不得随意改变的法律效力，包括形式确定力和实质确定力。形式确定力又称不可争力，对于行政相对人而言，行政行为做出后相对稳定，复议或诉讼期届满后，行政相对人不能再申请复议或诉讼以改变具体行政行为；实质确定力又称"一事不再理"，对于行政主体而言，指行政主体不得任意更改或撤销自己做出的具体行政行为，否则朝令夕改、出尔反尔、反复无常，将严重影响法律秩序和政府公信力。

2.1.4.3 行政行为具有拘束力

已经生效的行政行为，对行政主体和行政相对人均具有法律约束效力，要求相关方的行为与具体行政行为保持一致，否则将受到行政处罚。如某市不允许酒驾，那么该市范围内的任何组织和个人均不能违反，否则将受到罚款、拘禁等行政处罚。拘束力与确定力不同，后者保护的是具体行政行为不受随意更改，违反行政确定力的话，其申请或起诉将不被受理。

2.1.4.4 行政行为具有执行力

生效的行政行为，要求行政主体和行政相对人等相关方实现其内容的法律效力，狭义的执行力即行政强制执行——"违反行政相对人的意思，以其自身的力量实现行政行为内容的效力"[2]，而广义的执行力还包括行政复议和行政诉讼对行政主体不履行义务进行执行。行政行为的执行力以其拘束力为前提，不具有强制执行权的行政机关可以依法申请人民法院强制执行，确保相关方履行行政行为所确定的义务。

2.2 行政许可

2.2.1 行政许可的概念

《行政许可法》中将行政许可范围界定为"行政机关根据公民、法人或其他组织的申请，经依法审查，准予其从事特定活动的行为"。学界大致将行政许可的概念分为活动说和制度说，如学者王敬波将其定义为"行政机关依据行政相对人的申请依法进行审查，并做出是否赋予其从事某种活动的权力或资格的行为"[35]；而学者张兴祥则认为行政许可是一种制度，"调整与行政许可行为有关的申请、审查、决定、延展、中止、终止等相关行为在内的各种制度的总和"[36]。

行政许可作为具体行政行为，具有行政行为的服务性、过程性、从属法律性三大特征，涵盖行政主体、行政职权及法律效果三大构成要件；是以行政相对人提出的申请为前提（依申请行政行为），针对行政机关外部行政相对人（外部行政行为），开展的一种授益行政行为，一般采用书面、印章等法定形式作为证明载体（要式行政行为）。

2.2.2　行政许可实施主体

《行政许可法》第三章规定了行政许可的实施机关，包括：具有行政许可权的行政机关，其行政权力来源于组织法和授权法的授权，自诞生起即获得行政主体资格，具有原生性，如市场监督管理总局管理的国家局的主要职责包括"负责药品、医疗器械和化妆品注册管理，制定注册管理制度，严格上市审评审批，完善审评审批服务便利化措施，并组织实施"，有行政主体资格，但无法规制定权；法律、法规、规章等形式授权的具有管理公共事务职能的组织，在法定授权范围内，以自己的名义实施行政许可，由于公共事务管理职能的涉及面广、专业性强，委托资质适合的派出组织实施相关职权，既能减轻行政机关的负担，又能提高行政许可的效率，如 2018 年国家药品监督管理局、国家卫生健康委员会发布的《关于优化药品注册审评审批有关事宜的公告》（2018 年第 23 号），"将目前由国家药品监督管理局做出的各类临时进口行政审批决定，调整为由药品审评中心以国家药品监督管理局名义做出"。

《行政许可法》第二十五、二十六条还规定，行政许可需要行政机关内设的多个机构办理的，该行政机关应当确定一个机构统一受理行政许可申请，统一送达行政许可决定，鼓励联合办理、集中办理，可以决定一个行政机关行使有关行政机关的行政许可权，推动一站式、一门式受理，和相对集中的行政审批局的建立。值得一提的是，行政主体作为组织，其具体的许可行为需要由行政人来完成，如公务员或行政机关授权的自然人，行政人以行政主体的名义对相对人实施许可行为，行政主体对行政人的行为负连带责任，故行政主体有权要求行政人按照自己的意志履职，并可以通过监督、考核、奖惩等方式规范行政人的行为。

2.2.3　行政许可实施程序

《行政许可法》第四章行政许可的实施程序，将行政许可分为申请与受理、审查与决定、听证、变更与延续等部分。

2.2.3.1 申请

行政许可以行政相对人提出的申请为前提，是依申请行政行为。行政相对人为从事某项特定的活动，需要依法取得行政许可的，可以自行或委托代理人，通过信函、电报、电传、传真、电子数据交换和电子邮件等方式提出行政许可申请，依法应当由申请人到行政机关办公场所提出行政许可申请的除外。行政相对人应对其所提交的申报材料的真实性负责，《药品管理法》第二十四条规定，"申请药品注册，应当提供真实、充分、可靠的数据、资料和样品，证明药品的安全性、有效性和质量可控性"；第一百二十三条规定，"提供虚假的证明、数据、资料、样品或者采取其他手段骗取临床试验许可、药品生产许可、药品经营许可、医疗机构制剂许可或者药品注册等许可的，撤销相关许可，十年内不受理其相应申请，并处五十万元以上五百万元以下的罚款"。

2.2.3.2 受理

行政机关应履行信息公开的义务，在办公场所公示法律、法规、规章规定的有关行政许可的事项、依据、条件、数量、程序、期限以及需要提交的全部材料的目录，申请书需要采用格式文本的，还应提供行政许可申请书示范文本等。行政机关在收到行政申请之后，应当场或在五个工作日内做出不受理（无需取得行政许可的）、不予受理（非本机关职权范围的）、补正（资料不齐全、不符合法定形式的）或受理（本机关职权范围内且资料齐全的）的决定。此过程中不得要求行政相对人提供与所申请事项无关的材料，或要求转让技术；但要求行政机关在做出受理或者不予受理的决定时，出具加盖本行政机关专用印章和注明日期的书面凭证。

2.2.3.3 审查

行政机关通过对行政相对人所提交的材料进行书面审查和现场核查（如需要），如部分药品的上市许可审查过程中，需要开展研制现场检查和生产现场核查工作；依法应当先经下级行政机关审查后报上级机关决定的行政许可，下级行政机关应当在法定时限内将初审意见和全部申报材料报送上级机关，如2017年12月1日集中受理前的药品注册申请（含临床、生产），均需由省级药监管理部门初审后报送国家局进一步审评、审批；审查过程中，发现行政许可事项直接关系他人重大利益的，应告知利害关系人，听取行政相对人、利害关系人的意见。

2.2.3.4 听证与决定

听证程序可以由行政机关或行政相对人提出，涉及公共利益或实施新行政许可事项时行政机关应发起听证程序，行政相对人利益受到重大影响时有权提出听证申请、要求启动听证程序。听证程序应遵循公开和回避的原则，行政机关根据听证笔录，做出最终的行政许可决定，需要发放行政许可证件的，应在法定时限内颁发加盖本行政机关印章的行政许可证件，如药品生产许可证、药品注册批件等；不予行政许可的，书面决定中应说明理由，并告知申请行政救济的途径。

2.2.3.5 变更与延续

被许可人要求变更行政许可事项的，或需要延续依法取得的行政许可有效期的，应当向做出行政许可决定的行政机关提出申请，符合法定条件、标准的，行政机关应当依法办理。行政机关应当根据被许可人的申请，在该行政许可有效期届满前做出是否准予延续的决定；行政许可有效期届满未延续的，行政机关应当依法办理有关行政许可的注销手续。

2.2.4 行政许可法律效果

行政许可作为具体行政行为的一种，"法律效果的意思表示于外部"的构成要件不可或缺。行政主体一般采取语言、书面或行动等形式，告知或送达其行政许可决定，以此来设定、变更、消灭或确定某种权利义务的关系。行政许可行为的生效包括三种方式：即时生效，即行政行为一经做出则具有法律效力，如行政许可决定一经行政首长签批即为生效；送达生效，行政行为做出后，在法定期限内将决定文书，通过直接送达、留置送达、委托送达、邮寄送达、公告送达等形式送达行政相对人时发生法律效力，如法院传票等；附条件生效，行政行为附有条件的，待条件达成之时生效，条件未达成时不生效，如部分附条件批准的药品上市许可。

2.3 行政程序

2.3.1 行政程序概念

行政程序，是行政主体在行使行政权力、实施行政行为的过程中，所遵循的步骤、方式、时限和顺序的总和[37]。步骤，完成某一程序的若干必需阶段或环节，也是行政行为程序合法的重要标准；方式，行政行为的外部表现形式，如秘密还是公开的方式、口头还是书面的方式；时限，行政主体完成某一行政行为的时间限度上的规定，是对行政相对人合法权益的保障、对行政主体行为的约束；顺序，行政程序各环节的先后次序，要求某些步骤不可前后颠倒，如"先取证、后裁决"。《行政许可法》中对行政许可程序的步骤、方式、时限和顺序做了详细的规定。

行政程序以维护和保障行政主体及其行为的规范性、公正性、权威性和有效性为宗旨，控制和规范行政权的使用，保证行政效率的同时，保障行政相对人在公开、公平、公正的行政环境中，享有知情、申辩、表达意思的权利，实现权力和权利的平衡。行政程序分为内部行政程序和外部行政程序，对外的行政行为直接影响行政相对人的利益，须遵循法制化程序，保证公开透明、公平公正，如信息公开程序、告知说明程序；而行政主体内部的程序强调制度化、正当性，而非一定要求法制化，如行政回避程序、行政许可签批程序等。

2.3.2 信息公开程序

根据行政职权或应行政相对人申请，在行政过程中实施的公开化制度。《行政许可法》中要求对行政许可的事项、依据、条件、数量、程序、期限、材料目录、申请书格式范本等进行公开，属于依行政职权公开；依行政职权公开还包含行政机关应提供高质量政务服务、构建公众监督的服务型政府的要求，主动公开政务信息等，如国家局政务公开栏目中的公告通告、法规文件、规划财务、人事信息、统计信息、新闻发布、建议提案、会议信息、数据查询、数据发布等。行政机关通过内部审批流程，采用网络公开、书面公开等方式，按时限要求公开政务信息。

《中华人民共和国政府信息公开条例》（国务院令第 711 号）指出，除行政机关主动公开的政府信息外，公民、法人或者其他组织可以向地方各级人民政府、对外以自己名义履行行政管理职能的县级以上人民政府部门申请获取相关政府信息。公民、法人或者其他组织可以通过信件、电文、口头等形式，向行政机关提出信息公开的申请，并留下联系方式，要求公开的内容及获取信息的形式要求等；行政机关在依申请公开过程中，如涉及第三方合法权益的，应征求其意见，如第三方利益相对人或共同做出行政决定的相关行政机关的意见，自收到申请之日起一般情况下应在 20 个工作日内给予答复，依申请公开的程序类似行政许可程序。

2.3.3 告知说明程序

行政主体在做出影响行政相对人权益的行为前，除法律有其他特别规定外，应事先向行政相对人说明做出该行为的事实因素、法律依据，如《行政许可法》第三十六条中规定，"行政机关对行政许可申请进行审查时，发现行政许可事项直接关系他人重大利益的，应当告知该利害关系人。申请人、利害关系人有权进行陈述和申辩"。涉及行政行为合法性理由的应提供法律依据，涉及行政行为正当性理由的应说明进行自由裁量时所考虑的事实依据，包含遵循因果联系规则、体现政策形势规则、符合公共利益规则等；涉及行政许可期限需要延长时，也需提前将延长期限的理由告知行政相对人。

行政主体在做出影响行政相对人权益的行政决定（如不予行政许可）后，应通过发布、公布、送达、公告、口头或书面告知等方式，说明理由并告知申请人享有依法申请行政复议或者提起行政诉讼的权利。如行政许可文书中提示的内容，"如不服本决定，可以依法向国家药品监督管理局提出行政复议，或者向××第一中级人民法院提起行政诉讼"。

2.3.4 行政回避程序

在行政机关委托其他组织行使行政行为时，应考虑被授权组织的中立性，确保其独立于不同利益的法人、公民之外；在行政人以行政机关的名义行使行政职权，做出行政行为时，应实施行政回避程序，最大程度规避公务人员与所处理的行政事务的利害关系，以确保行政行为的公正性，增加行政机关的公信力。

中共中央组织部、人力资源社会保障部制定《公务员回避规定》，并于 2020 年底进行修订，其中阐述了任职回避、地域回避和公务回避三种情形[58]。任职回避指亲属关系的双方，不得在同一机关直接隶属于同一领导人员的职位或者有直接上下级领导关系的职位工作，也不得在其中一方担任领导职务的机关从事组织、人事、纪检、监察、审计和财务工作；地域回避指公务员不得在本人成长地担任县（市）党委和政府主要领导职务，一般不得在本人成长地担任市（地、盟）党委和政府主要领导职务；公务回避，指涉及本人或亲属关系人员的利害关系的，其利害关系可能妨碍行政行为公正性的，应在考试录用、聘任、考核、巡视、巡察、纪检、行政许可、行政处罚等公务活动中主动回避，不得参与有关调查、讨论、审核、决定等，也不得以任何方式施加影响。

2.4 行政受理的合理定位

2.4.1 行政受理的概念内涵

2.4.1.1 "受理"的语义

在《新华字典》中，"受"指"接纳别人给的东西，接受，如两只手中间有一只舟，表示传递东西"；"理"指"物质本身的纹路、层次，客观事物本身的次序"，作为动词是指"按事物本身的规律或依据一定的标准，对事物进行加工、处理"。"受"与"理"连在一起，从语义上可以整合为，接受并按事物本身的规律或依据一定的标准，对其进行加工、处理，简单理解为"接受办理"或"接受处理"，但"受理"作为专有法律术语，很少在生活中使用。

《现代汉语词典》将"受理"一词解释为"接受诉状，进行审理";《国语辞典》将其解释为"诉讼时法院认为有可诉的理由而接受处理";百度中将其解释为"根据我国诉讼法的相关规定(《刑事诉讼法》《民事诉讼法》《行政诉讼法》等)受理，一般是指接受诉状，进行审理。一般多指机构或代理人，接受申请人的申请，为其解决所交办事务"，以上定义局限在诉讼范围内，未涉及行政许可领域，但可以看出均围绕"受理"的基本词义，涵盖接受动作、接受标准、审理处理三方面的内容。

2.4.1.2 "行政受理"的词义

国内少数学者对"行政受理"进行了定义:胡建淼认为行政受理是"行政机关对行政相对人申请的接受，并据此启动行政程序的行为"[38];杨生认为行政受理是"行政主体就行政相对人要求准许其享有某种权力或免除某种义务，在程序上做出接受、拒绝的意思表示，或者接受后拖延、退回请求的具体行政行为"[4];赵梦雅整合了前人的思想，将行政受理定义为"行政主体针对行政相对人的要求，根据相应法律、法规进行审查，并在程序上做出同意或拒绝受理的行政行为"[39]。

以上法学定义在"受理"的词义基础上，增加了行政行为的构成要件:明确接受主体为"行政主体"，包括行政机关或被授权履行行政职权的机构;明确接受依据为"行政相对人的要求"，如申请、诉讼、申诉、控告等要求;明确接受标准，依法律、法规进行审查;明确接受结果，同意、拒绝、拖延、退回等。

2.4.1.3 "行政受理"的含义

从行政受理的词义可以看出，行政受理行为具有主体要件、职权要件、法律效果要件(同意受理时启动行政程序产生间接法律效果，拒绝受理时影响行政相对人获得程序权利产生直接法律效果)三大构成要件，属于行政行为。但由于行政行为的分类标准纷繁复杂，不同的学者将行政受理法律属性归属为不同的行政行为，如事实行政行为、准行政行为、程序行政行为等，但归根结底行政受理作为启动行政程序的行政行为而存在。

本文主要研究行政许可范围内的行政受理，可以在前面学者研究的基础上，将其界定为"行政主体针对行政相对人提出的行政许可申请，根据相应法律、法规进行形式审查，并在程序上做出接受、拒绝的意思表示，或者接受后拖延、退回请求的行政行为"，主要涉及三方面的内容:具体行政行为中的行政许可，是行政许可的启动程序;抽象行政行为中的规范性文件制定，要求行为标准公开透明;行政事实行为中的行政指导，履行说明理由职责指导合理申报，如图2-1。

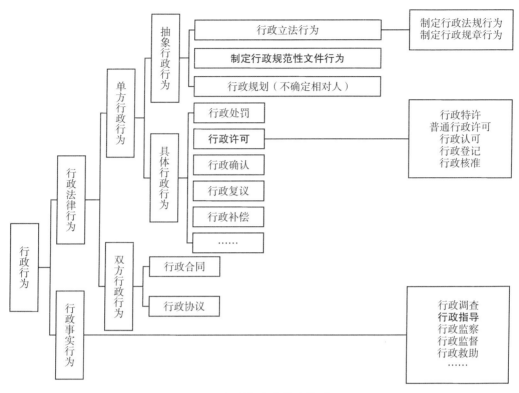

图 2-1 行政行为的模式体系图

2.4.2 行政受理的合法要件

行政受理的合法要件是指其在法律上视为合法的条件，从行政许可行为的构成要件、程序要求可以看出，行政许可类型的受理行为合法要件，形式上至少包含主体资格合法、职权范围合法、程序过程合法、行为依据合法等方面。

2.4.2.1 主体资格合法

即行政受理行为的实施主体应具有行政权能的主体资格，换句话说行政受理行为必须由获得相应行政权能的主体做出，方可称行政受理行为主体资格合法。组织或机构获取行政权能的方式有两种：一是来源组织法和授权法授权的行政机关；二是通过法律、法规、规章等形式授权的具有管理公关事务职能的组织。成立时未被赋予行政职责的社会组织需依法授权，方能以授权主体的名义对相对人实施行政受理行为，授权主体对产生的法律后果承担连带责任，被授权组织应接受授权主体的监督和考核。

2.4.2.2 职权范围合法

即行政受理行为由具有行政权能的机构或组织，在法定的职权内作出。具有行政权能的机构或组织，在法定的管辖权限范围内实施行政受理行为，不得作出超越或高于管辖权限范围的决定。如《药品注册管理办法》规定，境内生产的药品再注册及中等变更申请由省级药品监督管理部门负责，国家药品监督管理部门不得纵向越位履行相关职权；药品生产许可证由生产监管部门负责，注册部门则不得横向越位履行相关职权。

2.4.2.3 程序过程合法

行政程序是维护和保障行政主体及其行为规范性、公正性、权威性和有效性的基础，依照法定程序作出的行政受理行为具有合法性。《行政许可法》中规定的行政受理相关程序包括：步骤——资料接收、说明理由、受理决定、告知送达；方式——口头或书面告知，并将行政结果表现于外部；时限——当场或 5 个工作日内作出；顺序——依申请办理，不得将受理决定环节放置在资料接收之前。在有利于行政相对人的情况下，部分步骤可以合并，如当场可以做出同意受理决定的申请，可以不必出具资料接收凭证，也无需做出理由的说明动作；但在不予受理决定的情况下，程序过程的缺失可能造成行政相对人权益受损，易引起复议或诉讼等。

2.4.2.4 行为依据合法

行政行为具有从属法律性，通过执行法律规范为公众提供服务的行政受理行为，法律适用应正确，一方面行政主体选择正确的法律规范条文，作为受理决定的行为准则及办理依据；另一方面对法律规范条文作出了符合原意的解释，符合法律推理和法律论证的一般逻辑。

2.4.3 行政受理的合规需求

从文献调研情况可知，政府监管理论研究经历了官僚制公共行政理论、服务型公共管理理论、多元化公共治理理论等发展阶段，学者们对公共管理或公共行政的研究也多从政治、法律、管理、组织等角度开展，各有侧重且差异较大。随着公共行政活动的范围日益扩展，参与的相关方逐渐增多，各方需求不尽相同，公共行政体现出巨大的复杂性，本研究参考美国学者戴维·H·罗森布鲁姆的多元化视角，分析行政受理的社会需求。

2.4.3.1 政治需求——公开透明

政治视角重视"代表性""政治回应"和"责任"，认为公众代表经济和社会的公共利益，是公共行政管理的重要参与者。行政过程缺乏公众参与，会使公众对政府的认知度减低，从而导致行政系统的"代表性"和"政治回应"能力降低；反之，增加透明性、提高参与度，建立行政决策的公共参与机制，是对公共利益的重视表现，可以提高公众的认同感、社群意识和政治整合意识。[38]

政治视角要求信息公开、程序透明，鼓励公众参与，接受公众监督。行政受理相关规范性文件在制定过程中，应接受上级机关的审查和监督，内容上不违反、不超越上位法，程序上广泛征求意见、鼓励各方相对人参与，并对其可能产生的影响进行前瞻性评估；行政受理指导工作强调标准透明、政务信息公开，除《行政许可法》中明确要求公开的——事项、依据、条件、数量、程序、期限、材料目录及申请书示范文本等，还需要公布权力来源、行使机构、办理时间、收费标准、咨询方式、结果样本、监督投诉方式等信息；行政受理决策工作强调流程透明、相对人参与，履行说明理由、告知结果的职责，提升相对人的结果获得感和满意度。

2.4.3.2 法律需求——公正公平

法律视角重视"正当法律程序"和"公平性"，认为"正当法律程序"强调告知、说明理由以及听取申辩和公职人员在与所处理事务有利害关系时回避，从而保护行政相对人在行政程序面前受平等对待，保障行政相对人在受到利益损害时可获得有效救济，反过来约束行政机关公平施政，防止职权滥用、遏制腐败。

法律视角既强调程序上的公正，又强调结果上的公平。行政主体对保障行为公正、公平起到举足轻重的作用，行政机关委托其他组织行使行政受理职权时，应考虑被委托组织的中立性，避免向某些社会组织或团体利益倾斜；行政人员在以行政机关的名义履行行政受理职权时，应执行公务回避等规定，确保涉及本人或亲属关系人员利害关系时，不妨碍行政受理行为的公正性。当行政受理主体做出影响行政相对人权益的决定前，尤其是不利影响前，应向行政相对人说明做出行政决定所依据的法律规章、规范性文件、事实依据、公共利益或政策等考虑因素，并听取行政相对人的申辩，以保证行政受理决策结果上的公平。[40]

2.4.3.3 传统管理需求——高效节能

传统管理视角重视提升"行政效率"和"组织绩效"，坚持公务员职业化，追求成本收益比；将公众看作被管制的对象，可能会将追求效率而产生的成本负担转移给公众，增加公众的负担；尽量避免可能出现的失误或危机，严格按照规章办事，为保障效率甚至减缓政策修订、拖延改革的进程。

传统管理视角要求保证行为正确的前提下，提高行政速度、降低行政成本。按照既定法律规章，设立严格的形式审查标准，审查申请是否属于本单位职权范围，申请材料是否齐全并符合法定形式，并以此决定能否受理，是提高行政受理人员的业务能力及工作效能、保证行政受理行为正确的基础。在此基础上大力压缩办事时间，建立行政受理时效制度，以公开透明、具体明确的法定办结时限要求约束行政受理主体，如《行政许可法》中明确，"申请材料不齐全或者不符合法定形式的，应当当场或者在五日内一次告知申请人需要补正的全部内容，逾期不告知的，自收到申请材料之日起即为受理"。

2.4.3.4 新公共管理需求——服务便民

新公共管理视角重视"公共服务社会化"和"创新服务方式"，将公众视为服务对象，将焦点从严格遵守程序转变为注重结果，通过引入竞争机制，提高行政人员的服务意识，实行公共服务社会化；借鉴企业管理手段，引入现代信息技术，推进电子政务，再造政府管理流程等模式创新，构建服务型政府。

新公共管理视角强调顾客导向，但多数公众并非真的是行政机关的顾客，行政相对人的目标又并非总能代表社会公众的利益，故在顾客群体及目标的界定下，在识别风险、管控风险的前提下，在以问题为导向，不损害公众利益的前提下，最大限度满足行政相对人的真实需求。开展政府绩效考核，将行政相对人的满意程度纳入评价标准；健全反馈机制，畅通申诉途径，及时发现问题，专注提高服务质量及公众满意度。

第三章

国内药品注册行政
受理之发展现状

3.1 国内药品注册行政受理的发展历程

本节结合国内药品注册法规体系的发展历史，以药品注册受理及审批部门的调整契机作为划分点，将我国药品注册行政受理的发展历程分为初始、形成、发展和完善四个阶段。（表 3-1）

3.1.1 初始阶段——省级卫生部门接收、省级卫生部门审批

建国初期，中央人民政府卫生部下设的卫生部药政司，组织并颁布了《中华人民共和国药典》（1953 年版），届时越来越多的检验机构如雨后春笋般成立，帮助协调管理药品生产经营等各个环节，取缔原有市场上的伪劣品种，鼓励符合检验标准的药品进入市场。新中国成立后国民日益增长的用药需求，以及不断利好的药政管理措施，都大大激发了医药市场的活力。

为管控新产品的准入，应对各地的"办厂热"，卫生部、商务部和化工部联合发布了《关于药政管理的若干规定》（1963 年），设立药品审定委员会，明确新产品的定义，规范临床和生产的报批程序，要求各省（自治区、直辖市）卫生厅（局）承接药品申报资料的接收和审批工作，自此开启了我国药品规范化监管的历史篇章。此后，卫生部在若干规定的基础上细化具体要求，出台了《药品新产品管理暂行办法》（1965 年），但由于历史原因未能得以贯彻执行。

3.1.2 形成阶段——省级卫生部门接收、国家卫生部门审批

直至改革开放之后，国内市场经济快速发展，医药行业也随着经济制度的完善逐渐发展壮大，药品审批监管要求被提到了更高的位置，省级卫生管理部门的药品生产审批权，按照风险等级程度逐步上收，由国务院卫生部门审核批准。

1979 年，卫生部联合八大部委，形成了《关于在全国开展整顿药厂工作的报告》，全面整顿药厂乱办情况，清理安全性、有效性存疑的品种，打击售假制假、重新登记审批、推行文号管理。同期国务院和卫生部先后发布了《药政管理条例（试行）》（1978 年）、《新药管理办法》（1979 年），规定新药（当时被定义为"我国创制和仿制的药品"）在研制成功之后，应向省级卫生管理部门报送相关材料，普通品种由省级卫生管理部门审批；国内重大创新品种、放射性药品、麻醉药品、中药人工合成品、避孕药品等由卫生部审批。

1984 年,《中华人民共和国药品管理法》(主席令第十八号,简称药品管理法)颁布,药品监管正式步入法制化时代。《药品管理法》中首次提及进口药品,并进一步扩大国务院卫生行政部门的审批范围:国产新药由省级卫生行政部门接收并初审,国务院卫生行政部门下属新药审评委员会办公室组织专家审评,国务院卫生行政部门审核批准;国产仿制药(已有国家标准或省级标准的药品),仍由省级卫生行政部门接收并审核批准;进口药品由卫生部国际交流中心负责。同期,卫生部配套发布了《新药审批办法》(含中药、西药)(1985 年)及《新生物制品审批办法》(1985 年),细化新药的注册分类及申报资料要求。

3.1.3 发展阶段——省级药监部门受理、国家药监部门审批

1998 年 8 月,药品监管职能从卫生部剥离,卫生部药典委员会等 5 个单位更名,建制划转国家药品监督管理局(SDA);2003 年 3 月,SDA 增加食品、保健品、化妆品等监管职能,更名为国家食品药品监督管理局(SFDA);2013 年 3 月,再次更名为国家食品药品监督管理总局(CFDA),统一、高效、权威的药品管理体制逐步建立,对药品研制、生产、经营、使用等环节施行全链条监督管理。

1999 年,SDA 对执行了 14 年的《新药审批办法》及《新生物制品审批办法》进行修订,并先后以局令的形式对外发布;同期,还起草发布了《新药保护和技术转让的规定》(1999 年局令第 4 号)、《仿制药品审批办法》(1999 年局令第 5 号)、《进口药品管理办法》(1999 年局令第 6 号),以及 GMP、GLP、药品分类管理、流通监督、特殊药品管理等行政规章。办法中明确,国产新药申报(含临床研究和生产上市)的初审由省级药监部门负责,复审由国家药监部门负责;国产仿制药报送省级药监部门,除进行人体生物等效性试验外,其余由国家药监部门审核后发予批准文号;进口药品由国外制药厂商驻中国办事机构或其在中国的注册代理报国家药监部门审批。

2001 年,《药品管理法》修订。2002 年,国务院印发了《中华人民共和国药品管理法实施条例》(下称实施条例),国家药品监督管理局开始施行《药品注册管理办法(试行)》(局令第 35 号),自此"受理"二字正式写入药品注册部门规章。办法要求,国产新药申请,应向所在省、自治区、直辖市药品监督管理部门报送,省局完成形式审查后,将审查意见、考察报告及申报资料报送国家药监局进行审查,符合要求的予以受理,发给受理通知书;国产仿制药(已有国家标准药品)由省局受理、初审后报送国家局审评审批;进口药品申报资料直接报送国家药监局受理、审评、审批[64]。此时,国产新药申报资料由省局接收、国家药监局受理,从接收资料到完成受理中间,至少包含 30 天现场考核时间以及 5 日受理审查时间,职能分离、流程过长,且存在现场考察完成后不予受

理的风险。

2003 年,《中华人民共和国行政许可法》(主席令第 7 号)颁布,受理行为正式纳入行政许可的实施程序,其中详细规定了行政受理的实施机构、实施要求、实施程序。根据行政许可法的相关要求,SDA 修订了《药品注册管理办法》(局令第 17 号,2005 年),规范了办法中药品注册行政受理的相关表述,程序上强调公开、公平、公正,不再要求新药由省局初审、国家局受理,一律改为省局受理,初审后将审查意见、核查报告及申报资料统一报送国家药监局;进口药品申报程序不变。

2006 年,SFDA 按照《国务院关于印发全面推进依法行政实施纲要的通知》要求,建立"行为规范、运转协调、公开透明、廉洁高效"的行政管理体系,以"集中、透明、便民、高效"为基本原则,设立 SFDA 行政受理服务中心,承担国家局直接审批的 43 大项行政审批事项的受理工作,包括进口(含港澳台)药品注册审批事项,形成以行政受理、技术审评、行政审批三者职责分离、相互制约的基本架构[41]。

3.1.4 完善阶段——国家药监部门受理、国家药监部门审批

2015 年,国务院发布 44 号文,就药品医疗器械审评审批实践中日益凸显的问题,提出了多条意见,包括开展药品上市许可持有人制度试点工作,落实行政相对人的主体责任,按照国际通用规则和技术指导原则严格要求行政相对人,并将药品注册申请调整为集中受理模式。

届时,CFDA 药品注册司按照药品注册申报量排名,选取了北京、上海、山东、江苏、浙江、四川等十余个药品注册大省(直辖市),组织抽调了各省级药品注册处的骨干人员,成立专项组讨论药品注册集中受理的组织形式、工作模式和审查标准。最终于 2017 年 11 月发布了《总局关于调整药品注册受理工作的公告》(2017 年第 134 号),自 2017 年 12 月 1 日起,将现由省级药品监督管理部门受理、国家药品监督管理部门审评审批的药品注册申请,调整至国家药品监督管理部门集中受理。

2020 年,《药品注册管理办法》(国家市场监督管理总局令第 27 号),将集中受理的要求在办法中固化下来:除辖区内药品五年一次再注册,及上市后的中等变更由省、自治区、直辖市药品监督管理部门负责外,其他药品注册申请的行政受理工作均由国家药品监管部门负责。

表 3-1　我国药品注册行政受理的发展历程

阶段	覆盖年份	法规文件	受理 / 接收部门	审批部门
初始阶段	1963 年 - 1977 年	《关于药政管理的若干规定》（原卫生部、原化工部、原商业部）（1963）	省级卫生行政部门接收	省级卫生行政部门审批
		《药品新产品管理暂行规定》（原卫生部和原化工部）（1965）		
形成阶段	1978 年 - 1997 年	《药政管理条例》（国务院）（1978）	省级卫生行政部门接收	仅国内重大创新品种、放射性药品、麻醉药品、中药人工合成品、避孕药品 5 类药品由国务院卫生行政部门审批，其他品种由省级卫生行政部门审批
		《新药管理办法》（原卫生部）（1979）		
		《中华人民共和国药品管理法》（全国人大常委会）（1984）		
		《新药审批办法》（原卫生部）（1985）		1985 年，新药（含生物制品）由国务院卫生行政部门审批，仿制药品由省级卫生行政部门审批
		《新生物制品审批办法》（原卫生部）（1985）		
发展阶段	1998 年 - 2016 年	《新药审批办法》（原 SDA）（1999）	省级药监部门接收	除人体生物等效性试验外，均由国家药监部门审批
		《新生物制品审批办法》（原 SDA）（1999）		
		《新药保护和技术转让的规定》（原 SDA）（1999）		
		《仿制药审批办法》（原 SDA）（1999）		
		《进口药品管理办法》（原 SDA）（1999）	新药由省级药监部门接收、国家药监部门受理；仿制药由省级药监部门受理；进口药由国家药监部门受理	国家药监部门审批
		《中华人民共和国药品管理法实施条例》（国务院）（2002）		
		《药品注册管理办法（试行）》（原 SDA）（2002）		
		《中华人民共和国行政许可法》（全国人大常委会）（2003）	国产药由省级药监部门受理；进口药由国家药监部门受理	国家药监部门审批
		《药品注册管理办法（试行）》（原 SDA）（2005、2007）		
完善阶段	2017 年	《国务院关于改革药品医疗器械审评审批制度的意见》（国务院）（2015）	国家药监部门委托药品审评部门受理	国家药监部门审批（人体生物等效性试验备案）
		《关于调整药品注册受理工作的公告》（原 CFDA）（2017）		

3.2 国内药品注册行政受理的实施现状

3.2.1 现行机构设置

2016 年，国家食品药品监督管理总局（CFDA）根据国务院"提高申报资料质量，建立更加科学、高效的药品审评审批体系"的总体要求，响应国务院简政放权、放管结合的改革理念，成立行政受理改革工作领导小组，按照拟定的《行政受理改革工作方案》，将药品注册行政受理的工作职能，由 CFDA 行政事项受理服务和投诉举报中心调整至 CFDA 药品审评中心，药品注册行政受理工作由药品审评中心业务管理处承担（图 3-1），促进行政受理和技术审评的进一步融合，为提高注册申请资料质量、保证注册申请资料的可评价性夯实了基础。

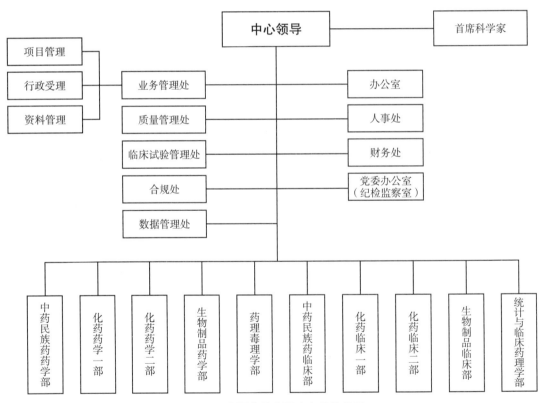

图 3-1 我国药品审评中心机构设置

截至 2020 年底，NMPA 委托药品审评中心代承接 3 大类药品注册行政许可事项（国产药品注册审批、进口药品注册审批、港澳台医药产品注册审批），共计 31 子项；此外，根据《国务院关于取消一批行政许可事项的决定》（国发〔2017〕46 号）的要求，直接接触药品的包装材料和容器注册、药用辅料注册由行政审批事项改为备案事项，于《关于药包材药用辅料与药品关联审评审批有关事项的公告》（2016 年第 134 号）发布之后，正式纳入药品审评中心的公共服务申请事项（表 3-2）。

表 3-2　国家药监部门药品注册行政许可事项 & 公共服务事项一览

国产药品注册审批	药物临床试验审批	国产中药、天然药物临床试验批准
		国产化学药品临床试验批准
		国产治疗用生物制品药品临床试验批准
		国产预防用生物制品药品临床试验批准
	新药或者已有国家标准的药品生产审批	新药或者已有国家标准的中药、天然药物药品生产批准
		新药或者已有国家标准的化学药品生产批准
		新药或者已有国家标准的治疗用生物制品药品生产批准
		新药或者已有国家标准的治疗用生物制品药品生产批准
	变更研制新药、生产药品已获证明文件及附件中载明事项补充申请审批	国家药品监督管理局审批的国产药品补充申请审核
进口药品（包括进口药品、进口药材、临时进口药品）注册审批	进口药品注册证书核发	进口中药、天然药物临床试验批准
		进口化学药品临床试验批准
		进口治疗用生物制品临床试验批准
		进口预防用生物制品临床试验批准
		进口中药、天然药物注册证书核发
		进口化学药品注册证书核发
		进口治疗用生物制品注册证书核发
		进口预防用生物制品注册证书核发
		临时进口药品审批
	进口药品有效期满后的再注册核准	进口药品再注册
	变更进口药品已获证明文件及附件中载明事项补充申请审批	进口药品补充申请审核

港澳台医药产品（包括进口药品、进口药材、临时进口药品）注册审批	港澳台医药产品注册审批	（港、澳、台）中药、天然药物临床试验批准
		（港、澳、台）化学药品临床试验批准
		（港、澳、台）治疗用生物制品临床试验批准
		（港、澳、台）预防用生物制品临床试验批准
		（港、澳、台）中药、天然药物医药产品注册证核发
		（港、澳、台）化学药品医药产品注册证核发
		（港、澳、台）治疗用生物制品医药产品注册证核发
		（港、澳、台）预防用生物制品医药产品注册证核发
		临时进口（港、澳、台）医药产品审批
	港澳台医药产品再注册核准	（港、澳、台）医药产品再注册
	变更港澳台医药产品已获证明文件及附件中载明事项补充申请审批	（港、澳、台）医药产品补充申请审核
药用辅料、包材登记	药用辅料登记	
	药包材登记	

注：1. 一致性评价申请借用药品补充申请审核通道；
2. 原料药登记参照化学药品相关事项执行；
3. 根据《药品注册管理办法》（总局令第 27 号），事项名称表述有待调整。

3.2.2 现行法规依据

目前，我国的药品注册行政受理工作以《中华人民共和国行政许可法》（2019 年）为基本行为准绳，围绕《药品管理法》和《药品管理法实施条例》（国务院令第 360 号）、《药品注册管理办法》（国家市场监督管理总局令第 27 号）等法律法规开展。

2017 年，为落实《国务院办公厅关于开展仿制药质量和疗效一致性评价的意见》（国办发〔2016〕8 号）文件精神，根据《关于仿制药质量和疗效一致性评价工作有关事项的公告》（2017 年第 100 号）等文件要求，国家局起草并发布《总局关于发布〈仿制药质量和疗效一致性评价受理审查指南（需一致性评价品种）〉〈仿制药质量和疗效一致性评价受理审查指南（境内共线生产并在欧美日上市品种）〉的通告》（2017 年第 148 号），明确了一致性评价申请的适用范围、受理或接收部门、资料要求、受理审查要点。

2020 年，国家局药品审评中心（以下简称 CDE）在国家局的统一部署下，根据《国家药监局关于实施〈药品注册管理办法〉有关事宜的公告》（2020 年第 46 号）的要求，结合中药、化学药品、生物制品注册分类、上市后变更、申报资料、技术指导原则等配套文件的规定，在《总局关于发布药品注册受理审查指南（试行）的通告》（2017 年第194 号）的基础上，制修订形成了多个受理审查指南并陆续对外发布（表 3-3）。

表 3-3 药品注册受理审查指南一览

序号	文件名称	发布日期	实施日期
1	《总局关于发布〈仿制药质量和疗效一致性评价受理审查指南（需一致性评价品种）〉〈仿制药质量和疗效一致性评价受理审查指南（境内共线生产并在欧美日上市品种）〉的通告》（2017 年第 148 号）	2017 年 9 月 5 日	2017 年 9 月 8 日
2	《化学药品注册受理审查指南（试行）》（2020 年第 10 号）	2020 年 7 月 3 日	发布之日
3	《生物制品注册受理审查指南》（2020 年第 11 号）	2020 年 7 月 3 日	发布之日
4	《药品注册申报资料格式体例与整理规范》（2020 年第 12 号）	2020 年 7 月 9 日	2020 年 10 月 1 日
5	《境外生产药品再注册申报程序、申报资料要求和形式审查内容》（2020 年第 26 号）	2020 年 9 月 15 日	2020 年 10 月 1 日
6	《中药注册受理审查指南（试行）》（2020 年第 34 号）	2020 年 10 月 22 日	发布之日
7	《化学药品变更受理审查指南（试行）》（2021 年第 17 号）	2021 年 2 月 10 日	发布之日
8	《中药变更受理审查指南（试行）》（2021 年第 24 号）	2021 年 3 月 12 日	发布之日
9	《生物制品变更受理审查指南（试行）》（2021 年第 30 号）	2021 年 6 月 21 日	发布之日
10	关于公开征求《化学原料药受理审查指南（征求意见稿）》意见的通知	2020 年 4 月 30 日	——

3.2.3 现行管理模式

药品审评中心的行政受理工作共分为资料签收、任务分配、受理审查和资料移交四个环节（图 3-2）。行政相对人可以通过现场提交和邮寄等途径报送申请资料；相关责任人于资料到达当天签收，并分配任务给各受理人员；签收之日起 5 个工作日内，受理人员会依据现行的受理审查指南的要求，按照《行政许可法》及《药品注册管理办法》的相关程序，对申报资料进行形式审查、作出审查决定（受理、不予受理或要求补正材料），并将行政许可文书送达行政相对人；受理后，将申报资料的电子任务和纸质资料流转至下一环节（审评或审批环节）。

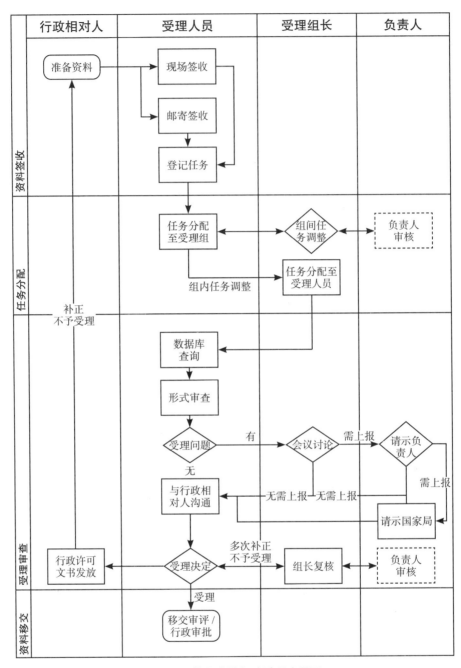

图 3-2　药品注册行政受理流程图

药品注册行政受理审查内容，重点关注申请表的规范性、证明文件的真实性及申报资料的完整性三大方面：申请表要求按照填表说明规范逐项填写；证明文件要求按照规定取得相应的资质证明；申报资料要求提交形式完整的申报资料并加盖公章。2020 版的受理审查指南，结合审评审批需要，在上述基础上增加了两项审查要点——申报事项审查要点和沟通交流审查要点：申报事项审查要点基于申报程序的合规性设定，提示行政相对人准确选择申报策略，避免因申请事项错选而影响行政相对人药品上市的进程，比如可以直接报上市的品种错误提交了临床申请，应该报临床的品种错误提交了补充申请；沟通交流审查是申报资料完整性的补充，除《药品注册管理办法》中明确规定附条件批准或申请优先审评审批的药品必须申请沟通交流外，其他药品在沟通交流过程中对研究资料完整程度提出的意见也尤为重要，将直接反映申报资料的可评价性，充分补充完善相关研究资料可以提高品种的批准率，减少审评期间发补占用的时间。

3.2.4　受理情况统计

从药品审评中心收审情况看（以药审中心的承办日期为准），2017 年至今新药的受理量逐年增长，2020 年较 2019 年增长了 60.3%；仿制药新的注册分类要求出台后，2017 年申报量有所下降，2018 年较 2017 年增长 92.9% 后的三年内基本稳定；国家局先后发布两批临床急需品种目录，进口药的申报量在 2019 年增长较快，系 2018 年的 1.96 倍；补充申请稳步提升，进口再注册申请有升有降，所有药品注册申请的总体数量不断上升。（图 3-3）

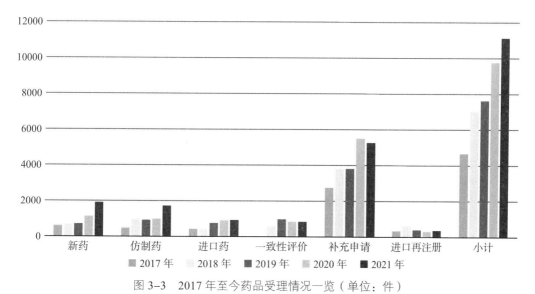

图 3-3　2017 年至今药品受理情况一览（单位：件）

注：1. 2017 与 2018 年的数据中包含集中受理前及过渡期间省局受理的数据；
　　2. 进口药的数据中包含临时进口的相关数据。

从药品类别来看，中药注册申请在 2021 年第一季度有了明显的提升，生产申请已与 2020 年全年受理量基本持平，此现象与同名同方、经典名方的鼓励政策出台不无联系；化学药品自 2016 年注册分类调整之后呈坠崖式下降，但 2018 年起稳步恢复，2020 年临床试验申请更是突破千位；生物制品的受理量自 2014 年起一直稳步提升，2020 年临床试验申请较 2019 年增长 85.5%；按照药品管理的体外诊断试剂（IVD）较为稳定。其中化学药品占比最大，以 2020 年临床或生产申请为例，化学药品占所有药品类别的 76.19%；生物制品次之，占比 22.8%，较 2019 年增长 4.8%；中药占比 0.95%，体外诊断试剂占比 0.07%。（表 3-4）

表 3-4　2014 年至今药品临床、生产受理情况统计

年份	中药临床	中药生产	化学药品临床	化学药品生产	生物制品临床	生物制品生产	IVD	小计
2021 年	44	10	1552	1956	811	227	9	4609
2020 年	22	7	1048	1284	575	123	2	3061
2019 年	17	6	812	1145	310	124	0	2414
2018 年	34	13	520	1041	298	82	3	1991
2017 年	38	3	601	563	254	50	0	1509
2016 年	33	2	826	726	180	12	1	1780
2015 年	61	30	2865	2209	232	34	1	5432
2014 年	75	44	2405	2610	186	35	1	5356

3.3 国内药品注册行政受理服务质量调研

我国药品注册行政受理经历了初始、形成、发展和完善四个阶段，无论是从组织架构还是工作流程、从法规依据还是审查标准上看，国家药监部门的药品注册行政受理管理工作已经具备了一定的科学性和系统性，但随着药品注册行政法规的不断完善，技术要求向 ICH 国际化指导原则不断靠拢，生物制品和中药申报数量的逐年提升，境内外研发合作趋势的日益增长，服务型政府要求的深入推进，药品注册行政受理的工作也面临着诸多挑战，机遇并存。评价药品注册行政受理服务质量能够直击问题，本研究从行政受理的特点出发，结合 SERVQUAL 量表的评价维度，通过调查问卷方式对服务质量进行调研、分析，找寻现存的关键性影响因素和实施困境。

3.3.1 行政受理服务质量评价框架构建

3.3.1.1 商业服务质量评价维度
关于服务质量的评价模型，美国学者派瑞赛姆（Parasuraman）、塞随莫尔（Zeithaml）

和贝利（Berry）（常简称为 PZB），在 1985 年的研究中发现，顾客对服务产品质量的关注包括十个维度：有形性、可靠性、反应性、沟通性、可信性、安全性、能力、礼貌性、理解顾客性和可获得性；1988 年 PZB 在上述研究的基础上进一步归纳、总结，最终建立了 SERVQUAL 评价模型，将服务质量维度分为五大维度，共 22 个指标，详见图 3-4。

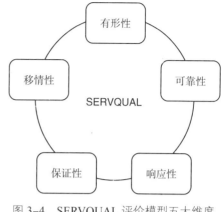

图 3-4 SERVQUAL 评价模型五大维度

SERVQUAL 评价模型的五大维度分别为：有形性，涵盖实际设施、设备以及服务人员的外表等有形表现，如服务设施提供的完备度、匹配度，服务人员的外表整洁度等；可靠性，指服务机构或团体能够可靠地、准确地履行服务承诺，如关心顾客并在顾客遇到困难时提供帮助、正确的记录相关服务等；响应性，指帮助顾客并及时提供服务的意愿，如告知提供服务的准确时间、提供及时的服务、不会因为太忙而无法立刻提供服务等；保证性，指机构或团体具有能胜任完成服务承诺的能力，如服务人员的专业性和可信度、服务人员在完成工作中能否得到组织的足够支持等；移情性，指关心并为顾客提供个性化服务，如提供个别服务、给予个别关怀、了解顾客需求、优先考虑顾客利益等软性特征。自 SERVQUAL 评价模型提出以来，该模型被广泛应用于商业服务部门，如银行、零售业的服务质量评价中[42]，并在众多领域中被证实此评价量表的有效性和可预测性。

此后，瑞士学者 Gronroos 提出了顾客感知服务质量，将其分为职业作风和技能、态度和行为、可获得性和灵活性、可靠性和可信任性、服务补救能力、声誉和信用等[43]；Cronin & Taylo 以批判的视角，在 PZB 的基础上搭建了"绩效质量的度量方法"（SERVPERF 模型），用响应性、有形性、可靠性、标准性、信任性、灵活性衡量服务质量，认为能够直接通过测量顾客的感知质量来评价整个服务质量，不需要调查顾客的期望质量[44]；而 Fornell 等人提出的 ACSI 模型以产品和服务消费的过程为基础，通过顾客预期、感知质量、感知价值、顾客满意度、顾客抱怨和顾客忠诚六个变量构建了一个相互影响的互动系统，重视响应性、有形性、可靠性、便利性及服务态度[45]。

不难看出，商业服务质量比较强调响应性、有形性、透明性、可靠性、灵活性、便利性及服务态度等评价维度，而 SERVQUAL 评价模型中的五大维度通过前期的归纳与合并，基本可以覆盖商业服务质量的全部维度，如灵活性及便利性可涵盖在"移情性"中，可信性与"可靠性"相仿，"礼貌态度"是"保证性"中的一项等等。另一方面而言，SERVQUAL 评价模型更重视感知与期望服务的调查，可以更好地了解顾客的需求是否得到充分的满足，而掌握服务质量的期望值与感知值的差距，对服务质量的改进起到关键作用，故本研究选用 SERVQUAL 评价模型作为研究基础。

3.3.1.2 政务服务质量评价维度

新公共管理需求重视服务为民，构建群众满意的服务型政府，将服务质量作为评价政务效果的重要指标。SERVQUAL 评价模型能够最大限度地反映顾客的期望值及感知值，符合服务型政府政务服务质量的评价要求。然而，政务服务部门的服务对象与商业服务部门的顾客不完全吻合，政务服务对象不是仅局限于日常面对的行政相对人，而是覆盖了广大的社会民众，政务服务需要对整体公民、社会和其他利益相关者负责，其服务质量的内涵更为广阔。

随着追求效率、法治、责任的善治公共服务理论蓬勃兴起，联合国开发计划署 2000 年总结善治的八条特征：责任性、透明性、回应性、公平和包容、有效性和效率、法治、参与及建立共识[46]；欧洲委员会 2001 年发布的治理白皮书，提出公开、参与、责任、效率及凝聚力五条善治原则；而我国政务服务标准化要求也在有条不紊地推进，2020 年底国家市场监督管理总局、国家标准化管理委员会共同发布的《政务服务评价工作指南》（GB/T 39735-2020）中明确，社会各界"综合点评"和政府部门"监督查评"标准包括，体系完备（保证性）、服务透明（透明性）、办事便利（便利性）和体验满意（移情性）四个维度[47]。

不难看出，政务服务质量比较强调责任透明性、回应性、保证性等评价维度，其中商业服务质量评价维度中未提及的透明性，包括公开性和参与性。较之商业服务，政务服务信息的透明性影响面更大：影响群体不同，商业服务影响部分品牌爱好者，政务服务影响广大社会民众；影响结果不同，如透明性不高导致的商业服务信息传递不准确容易引发顾客的不信任或是背弃，而政务服务信息传递不到位则对民众获得感甚至社会稳定性造成影响。公众代表经济和社会的公共利益，是公共行政管理的重要参与者，行政过程缺乏公众参与，会使公众对政府的认知度减低，从而导致行政系统的"代表性"和"政治回应"能力降低；反之，增加透明性，提高参与度，建立行政承诺的公开机制和行政决策的公共参与机制，则是对公共利益的重视表现，可以提高公众的认同感、社群意识和政治整合意识[59]。为此，本研究征求了相关专家和学者的意见，在 SERVQUAL 评价模型的基础上，增加了"透明性"的新维度，作为评价政务服务质量的重要维度。

3.3.1.3 行政受理服务质量评价框架

根据以上维度分析，本研究采用 SERVQUAL 模型中"期望－感知"的评价模式及 Likert 的"五点量表"，结合行政受理服务的特点及耿旭[48]、张宏艳[42]等学者的建设性观点，将原有量表中的负面问题改为正向描述，设计了涵盖有形性、可靠性、响应性、保证性、移情性及透明性六个维度，33 个指标的行政受理服务质量评价指标体系。

为了保证问卷内容的可理解性与完整性，本研究邀请了多家制药企业的注册总监级别专家及药品监管机构的专家对问卷进行预测试，发现问题：问卷设置联系方式填写要求，导致感知值偏高；部分问题表述晦涩，概念难以理解，在语言表达方面有所欠缺；部分被调查者对感知值及期望值的概念不甚理解，造成分值不真实。基于这些原因，对问卷进行了修订，删除联系方式的填写要求，完善感知值及期望值概念的解释说明，规范文字表述，力求明显易懂、表达无歧义，详见表3-5。

表3-5 药品注册行政受理服务质量评价表

维度	编号	项目	信息来源
有形性	T1	1. 行政窗口的办公环境舒适、整洁	PZB；Juran
	T2	2. 行政窗口的服务设施配置完备（如取号机、等候室、自助电脑、停车场等）	
	T3	3. 服务设施与所提供的政务服务相匹配	
	T4	4. 行政人员的着装整洁、仪容端庄	
可靠性	RL1	5. 能够在法定受理权限范围内履职	PZB；阿里·哈拉契米；美国政府实践
	RL2	6. 行政相对人遇到困难时，能表示关心并提供帮助	PZB；Rossander；Hayword-Farmer
	RL3	7. 能够严格遵守行政许可法定程序	PZB；Martin
	RL4	8. 能够准确地说明补正意见的依据	PZB
	RL5	9. 能够精准地发放行政许可文书（如资料签收单、补正通知书、受理通知书、不予受理通知书等）	
响应性	RS1	10. 能够告知行政相对人完成受理的准确时间	PZB
	RS2	11. 能够在承诺时限内作出行政受理决定	
	RS3	12. 愿意在权限范围内帮助行政相对人	
	RS4	13. 不会因为太忙，而无法及时有效回应行政相对人的诉求	PZB；Mitra
	RS5	14. 能够根据评价结果改进服务质量	政务服务评价工作指南（国标）
保证性	A1	15. 行政人员具有较强的业务能力	PZB；Gronroos；Colletti
	A2	16. 办理业务时，感到放心、安全	PZB
	A3	17. 行政人员用语礼貌，态度友好	PZB；Juran
	A4	18. 行政人员依法办事，廉洁奉公	阿里·哈拉契米
	A5	19. 行政人员定期培训，以提供更好的服务	PZB；英国、澳洲、加拿大、美国政府实践
	A6	20. 当遇到不满与差错时，有相应投诉渠道	英国、澳洲、加拿大、美国政府实践
	A7	21. 当遇到矛盾与冲突时，有应急处理措施	

维度	编号	项目	信息来源
移情性	E1	22. 能为临床急需或应急品种开设绿色通道	PZB
	E2	23. 行政人员会为行政相对人提供个别关怀	
	E3	24. 行政人员了解行政相对人的需求	
	E4	25. 能够优先考虑行政相对人的利益	
	E5	26. 线上线下业务办理渠道融合度高	PZB；政务服务评价工作指南（国标）
	E6	27. 办公地点及窗口分布合理、便利	OECD；英国、加拿大政府实践；政务服务评价工作指南（国标）
透明性	P1	28. 能够主动公开行政人员相关信息	英国、澳洲、加拿大、美国政府实践
	P2	29. 能够主动公开办事指南或审查标准	阿里·哈拉契米
	P3	30. 能够主动公开服务事项办理进度	加拿大、美国政府实践
	P4	31. 政务信息公开更新及时、取用方便	OECD；Mitra；政务服务评价工作指南（国标）
	P5	32. 能够对受理服务进行满意度评价	政务服务评价工作指南（国标）
	P6	33. 能够参与行政受理审查标准制定	

3.3.2 评价问卷调查

3.3.2.1 样本量的确定

常用的社科类研究样本量计算公式为：n（样本容量）$=Z^2\left[P\left(1-P\right)\right]/E^2$，发放问卷可对样本量进行估算。其中 Z 为置信区间，代表标准误差的置信水平，考虑到可靠性的要求及研究条件的限制，选取 95% 的置信度，通过正态分布表查找 Z 值为 1.96 代入公式。$P\left(1-P\right)$ 也可以用 σ^2 表示，σ 代表总体标准差，P 为目标总体占总体的比例，在 P 值未知的情况下，取 $P=0.5$，$P\left(1-P\right)$ 取得 0.25 的极大值。E 为样本均值的标准差，代表可接受的抽样误差范围，代入不同的 E 值得出的样本量不同（表 3-6），考虑到精确度的要求，选取 E 为 0.05，保证样本的误差控制在 5% 以内，n 值取 385。

表 3-6　最大误差与样本量

E	0.15	0.1	0.07	0.05	0.02
n	43	97	196	385	2401

3.3.2.2 调查方式及对象

调查问卷分为调查背景介绍、人口学信息调查及问卷主体问题 3 部分的内容，采用网络问卷的形式，向行政相对人和监管机构群体发放，在规定时限内共回收 385 份问卷，回收的问卷均完成全部问题的答复，有效率为 100%。

问卷主要面向药品注册行政相对人，包括来自国内外制药企业的研发、注册相关人员，也覆盖部分国家药品监督管理部门行政管理相关工作人员，具体调查对象的基本特征情况如表 3-7。调查对象所在地覆盖 21 个省市，含华北（北京、天津、河北、山西）、华东（山东、江苏、上海、浙江、安徽）、华中（河南、湖北）、华南（广东、海南）、东北（黑龙江、吉林、辽宁）、西北（陕西）、西南（四川、重庆、云南、西藏）地区。

表 3-7　调查对象基本特征

变量	类别	频数	百分比
性别	男	113	29.4
	女	272	70.6
单位	制药企业	282	73.2
	监管机构	103	26.8
职位	总监及以上	74	19.2
	经理、主管	140	36.4
	专员	67	17.4
	其他	104	27
年限	小于 1 年	31	8.1
	1~3 年	60	15.6
	4~5 年	41	10.6
	5 年以上	253	65.7

3.3.2.3 变量描述

利用 SPSS 26 对 385 份有效样本进行统计分析，各测量题项的平均值、标准差、峰度以及偏斜度等统计结果如表 3-8、3-9 所示。从实际感知量表变量描述表中可知：各变量测量题项的平均值在 4 左右，即调查对象持有同意的观点；调查数据各个题项的最大值为 5，最小值为 1，且其偏（斜）度的绝对值都小于 3，峰度绝对值小于 4，样本数据呈正态分布［通常认为当样本题项的偏（斜）度的绝对值小于 3，峰度的绝对值小于 10 时，样本数据可视为呈正态分布］，满足后续分析条件。

表 3-8　实际感知量表变量描述

变量	样本量	最小值	最大值	平均值	标准差	偏度	峰度
A 保证性 1	385	1.00	5.00	4.15	0.90	−0.96	0.74

变量	样本量	最小值	最大值	平均值	标准差	偏度	峰度
A 保证性 2	385	1.00	5.00	4.15	0.91	−0.96	0.56
A 保证性 3	385	1.00	5.00	4.30	0.86	−1.24	1.33
A 保证性 4	385	1.00	5.00	4.03	1.01	−0.89	0.16
A 保证性 5	385	1.00	5.00	4.21	0.90	−1.08	0.87
A 保证性 6	385	1.00	5.00	4.27	0.88	−1.17	1.14
A 保证性 7	385	1.00	5.00	4.19	0.88	−1.06	1.08
A 保证性	385	1.00	5.00	4.19	0.73	−0.97	1.51
A 可靠性 1	385	1.00	5.00	4.29	0.84	−1.27	1.80
A 可靠性 2	385	1.00	5.00	4.12	0.99	−1.12	0.96
A 可靠性 3	385	1.00	5.00	4.12	0.98	−1.12	0.99
A 可靠性 4	385	1.00	5.00	4.31	0.84	−1.20	1.41
A 可靠性 5	385	1.00	5.00	4.20	0.87	−1.08	1.22
A 可靠性	385	1.00	5.00	4.21	0.73	−1.05	1.68
A 透明性 1	385	1.00	5.00	4.13	0.96	−1.11	1.03
A 透明性 2	385	1.00	5.00	4.17	0.83	−1.07	1.61
A 透明性 3	385	1.00	5.00	4.32	0.70	−1.09	2.48
A 透明性 4	385	1.00	5.00	4.25	0.74	−0.95	1.62
A 透明性 5	385	1.00	5.00	4.25	0.75	−1.01	1.74
A 透明性 6	385	1.00	5.00	4.30	0.71	−1.11	2.51
A 透明性	385	1.00	5.00	4.24	0.63	−1.15	3.53
A 响应性 1	385	1.00	5.00	4.25	0.73	−1.10	2.43
A 响应性 2	385	1.00	5.00	4.15	0.80	−1.04	1.70
A 响应性 3	385	1.00	5.00	4.19	0.80	−1.05	1.69
A 响应性 4	385	1.00	5.00	3.98	0.97	−0.94	0.62
A 响应性 5	385	1.00	5.00	4.22	0.86	−1.16	1.49
A 响应性	385	1.00	5.00	4.16	0.65	−1.09	3.22
A 移情性 1	385	1.00	5.00	4.09	0.96	−1.00	0.78
A 移情性 2	385	1.00	5.00	4.16	0.90	−1.03	0.79

续表

变量	样本量	最小值	最大值	平均值	标准差	偏度	峰度
A 移情性 3	385	1.00	5.00	4.24	0.82	−1.02	1.08
A 移情性 4	385	1.00	5.00	4.05	0.98	−1.14	1.33
A 移情性 5	385	1.00	5.00	4.15	0.88	−1.06	1.16
A 移情性 6	385	1.00	5.00	3.97	0.99	−0.89	0.59
A 移情性	385	1.00	5.00	4.11	0.74	−1.04	2.06
A 有形性 1	385	1.00	5.00	4.11	0.86	−0.88	0.66
A 有形性 2	385	1.00	5.00	4.14	0.90	−0.94	0.48
A 有形性 3	385	1.00	5.00	4.22	0.79	−0.99	1.30
A 有形性 4	385	1.00	5.00	4.30	0.78	−1.08	1.52
A 有形性	385	1.00	5.00	4.19	0.71	−0.91	1.46

从原有期望值量表变量描述表中可知：各变量测量题项的平均值在 4.5 左右；调查数据各个题项的最大值为 5，最小值为 1，且其偏（斜）度的绝对值都小于 3，峰度绝对值小于 7，样本数据呈正态分布，满足后续分析条件。

表 3-9　原有期望量表变量描述

变量	样本量	最小值	最大值	平均值	标准差	偏度	峰度
B 保证性 1	385	1.00	5.00	4.38	0.68	−1.09	2.29
B 保证性 2	385	1.00	5.00	4.42	0.71	−1.21	1.95
B 保证性 3	385	1.00	5.00	4.43	0.74	−1.43	2.69
B 保证性 4	385	1.00	5.00	4.31	0.81	−1.15	1.43
B 保证性 5	385	1.00	5.00	4.45	0.75	−1.70	4.36
B 保证性 6	385	1.00	5.00	4.48	0.70	−1.62	3.99
B 保证性 7	385	1.00	5.00	4.45	0.68	−1.45	3.84
B 可靠性 1	385	1.00	5.00	4.46	0.68	−1.47	3.87
B 可靠性 2	385	1.00	5.00	4.38	0.73	−1.22	1.96
B 可靠性 3	385	1.00	5.00	4.35	0.76	−1.19	1.89
B 可靠性 4	385	1.00	5.00	4.46	0.73	−1.70	4.25
B 可靠性 5	385	1.00	5.00	4.36	0.77	−1.27	2.10

变量	样本量	最小值	最大值	平均值	标准差	偏度	峰度
B 透明性 1	385	1.00	5.00	4.41	0.72	−1.22	1.88
B 透明性 2	385	1.00	5.00	4.44	0.69	−1.25	2.33
B 透明性 3	385	1.00	5.00	4.40	0.68	−1.29	3.41
B 透明性 4	385	1.00	5.00	4.39	0.72	−1.34	2.98
B 透明性 5	385	1.00	5.00	4.42	0.69	−1.33	3.28
B 透明性 6	385	1.00	5.00	4.51	0.66	−1.66	4.84
B 响应性 1	385	1.00	5.00	4.46	0.72	−1.96	6.25
B 响应性 2	385	1.00	5.00	4.48	0.69	−1.54	3.84
B 响应性 3	385	1.00	5.00	4.53	0.66	−1.75	5.12
B 响应性 4	385	1.00	5.00	4.38	0.76	−1.31	2.19
B 响应性 5	385	1.00	5.00	4.47	0.67	−1.51	4.16
B 移情性 1	385	1.00	5.00	4.40	0.71	−1.37	3.17
B 移情性 2	385	1.00	5.00	4.40	0.73	−1.27	2.43
B 移情性 3	385	1.00	5.00	4.45	0.71	−1.47	3.27
B 移情性 4	385	1.00	5.00	4.27	0.85	−1.28	1.98
B 移情性 5	385	1.00	5.00	4.37	0.74	−1.26	2.32
B 移情性 6	385	1.00	5.00	4.34	0.79	−1.36	2.67
B 有形性 1	385	1.00	5.00	4.46	0.65	−1.34	3.33
B 有形性 2	385	1.00	5.00	4.48	0.68	−1.50	3.45
B 有形性 3	385	1.00	5.00	4.47	0.68	−1.47	3.48
B 有形性 4	385	1.00	5.00	4.52	0.65	−1.52	3.85

3.3.2.4 信度分析

信度分析主要是对研究中的各构念涉及的测量项目稳定性、内部一致性进行分析：稳定性是指受访者在填答问卷时采用了大致相同的衡量标准，其偏差在可以接受的范围之内；内部一致性指项目之间的相关性，即几个测量项目是否描述了同一构念。

本研究采用 SPSS 26 对问卷的信度进行检验，主要通过 Cronbach's Alpha（克隆巴赫系数 α 系数）对研究构念及其维度进行度量，Cronbach's Alpha 系数是内部一致性信度检验的最常用的方法，取值介于 0~1 之间，值越高越可信，通常认为该系数达到 0.7 则具有较好的信度，大于 0.9 则具有较理想的信度。分析结果如表 3-10，从表中可看出，本研究所涉及的主要构念及维度的 Cronbach's Alpha 系数都大于 0.8。

表 3-10　服务质量信度分析

变量	题项	实际感知值			原有期望值		
		CITC	CAID	Cronbach's Alpha	CITC	CAID	Cronbach's Alpha
有形性（4项）	有形性 1	0.703	0.848	0.873	0.824	0.906	0.927
	有形性 2	0.754	0.828		0.836	0.902	
	有形性 3	0.744	0.832		0.835	0.903	
	有形性 4	0.719	0.842		0.822	0.907	
可靠性（5项）	可靠性 1	0.670	0.847	0.869	0.730	0.867	0.890
	可靠性 2	0.731	0.831		0.754	0.860	
	可靠性 3	0.719	0.835		0.739	0.864	
	可靠性 4	0.679	0.844		0.738	0.864	
	可靠性 5	0.672	0.846		0.700	0.873	
响应性（5项）	响应性 1	0.680	0.804	0.842	0.754	0.910	0.920
	响应性 2	0.668	0.804		0.792	0.903	
	响应性 3	0.643	0.811		0.849	0.892	
	响应性 4	0.608	0.825		0.760	0.910	
	响应性 5	0.660	0.806		0.827	0.896	
保证性（7项）	保证性 1	0.722	0.897	0.910	0.835	0.930	0.942
	保证性 2	0.735	0.895		0.839	0.930	
	保证性 3	0.751	0.894		0.776	0.935	
	保证性 4	0.692	0.901		0.736	0.940	
	保证性 5	0.713	0.898		0.808	0.932	
	保证性 6	0.717	0.897		0.832	0.930	
	保证性 7	0.776	0.891		0.842	0.930	
移情性（6项）	移情性 1	0.681	0.869	0.886	0.779	0.910	0.923
	移情性 2	0.707	0.865		0.783	0.909	
	移情性 3	0.671	0.871		0.754	0.913	

变量	题项	实际感知值			原有期望值		
		CITC	CAID	Cronbach's Alpha	CITC	CAID	Cronbach's Alpha
移情性（6项）	移情性4	0.706	0.865	0.886	0.741	0.916	0.923
	移情性5	0.763	0.856		0.814	0.905	
	移情性6	0.679	0.870		0.821	0.904	
透明性（6项）	透明性1	0.659	0.876	0.884	0.753	0.908	0.920
	透明性2	0.716	0.861		0.738	0.910	
	透明性3	0.745	0.858		0.739	0.909	
	透明性4	0.780	0.852		0.784	0.903	
	透明性5	0.739	0.858		0.822	0.898	
	透明性6	0.588	0.881		0.793	0.902	
总量表（33项）				0.943			0.960

此外，本研究还用经校正的项目与总体的相关性（Corrected Item-Eigenvalues Correlation，CITC）和项目删除后的克隆巴赫 Alpha 系数（Cronbach's Alpha if Item Deleted，CAID）来检测项目的可信度，若某项目 CITC ＞ 0.4，则认为该项目是可靠的，反之则需要结合 CAID 对检测项目进行是否需要删除的判断。采用 SPSS 26 软件进行分析，所有项目无论实际感知值还是原有期望值的 CITC 都 ＞ 0.4（表 3-10），综上可见本研究服务质量问卷信度较高。

3.3.2.5 效度分析

效度分析，是对量表测量准确性和有效性的分析，通常在做因子分析前，需要先进行 KMO 系数（Kaiser-Meyer-Olkin measure of sampling adequacy）与巴特利球型检验。KMO 系数是用于比较变量间简单相关系数和偏相关系数的指标[49]，大于 0.7 表明数据适合进行因子分析[50]，巴特利球型检测 P 值小于 0.001 时，表明统计值的显著性概率小于等于显著水平，能够提取少量的因子用于解释大部分的方差，即效度较高。

从 KMO 与巴特利球型检验角度探讨服务质量效度，采用 SPSS 26 软件进行分析，得出分析结果（表 3-11）：实际感知值：KMO=0.926 ＞ 0.7，x^2=7542.022，自由度（df）=528，P ＜ 0.001，拒绝零假设；原有期望值：KMO=0.946 ＞ 0.7，x^2=10688.071，自由度（df）=528，P ＜ 0.001，拒绝零假设。从表中可知效度尚可，满足因子分析条件，可以进行因子分析。

表 3-11　KMO 与巴特利球型检验

		实际感知值	原有期望值
KMO 度量值		0.926	0.946
巴特利型检验	x^2	7542.022	10688.071
	df	528	528
	P	0.000	0.000

A. 探索性因子分析　探索性因子分析解释的总方差结果显示（表 3-12）：实际感知值的累计方差贡献率为 66.112% ＞ 60%，即提取 6 个特征值大于 1 的公因子时，所包含的信息占总信息的 66.112%；原有期望值的累计方差贡献率为 74.652% ＞ 60%，采用主成分分析策略能较好地涵盖主要信息。

表 3-12　解释的总方差

成分	实际感知值旋转平方和			原有预期值旋转平方和		
	合计	方差（%）	累积（%）	合计	方差（%）	累积（%）
1	4.608	13.963	13.963	5.337	16.174	16.174
2	3.959	11.998	25.961	4.55	13.789	29.963
3	3.883	11.766	37.726	4.321	13.094	43.057
4	3.265	9.895	47.622	3.691	11.186	54.243
5	3.201	9.7	57.321	3.528	10.69	64.933
6	2.901	8.79	66.112	3.207	9.719	74.652

采用主成分因子分析，经最大方差法旋转因子矩阵见表 3-13，呈现高于 0.4 的因子载荷。第一，旋转后的各公因子成分符合原始假设，公因子 1 为保证性，公因子 2 为移情性，公因子 3 为透明性，公因子 4 为响应性，公因子 5 位可靠性，公因子 6 为有形性；第二，各项目的因子载荷均 ＞ 0.5；共同度提取值均 ＞ 0.5，认为项目与因子联系密切；第三，实际感知值 KMO=0.926 ＞ 0.7 及累计方差贡献率 =66.112 ＞ 60%，原有期望值 KMO=0.946 ＞ 0.7 及累计方差贡献率 =74.652 ＞ 60%。故认为从探索性因子分析角度而言，无论实际感知服务质量还是原有期望服务质量量表效度都不错。

表 3-13 旋转后因子矩阵

题项	实际感知值成分						共同度	原有期望值成分						共同度
	1	2	3	4	5	6		1	2	3	4	5	6	
保证性 1	0.735						0.658	0.799						0.784
保证性 2	0.759						0.668	0.808						0.788
保证性 3	0.726						0.68	0.758						0.7
保证性 4	0.722						0.617	0.744						0.671
保证性 5	0.723						0.659	0.787						0.753
保证性 6	0.71						0.644	0.791						0.788
保证性 7	0.792						0.719	0.801						0.793
移情性 1		0.719					0.625		0.748					0.724
移情性 2		0.736					0.648		0.771					0.725
移情性 3		0.713					0.598		0.74					0.688
移情性 4		0.74					0.646		0.787					0.697
移情性 5		0.783					0.714		0.827					0.781
移情性 6		0.736					0.648		0.842					0.795
透明性 1			0.692				0.591			0.701				0.682
透明性 2			0.71				0.66			0.656				0.668
透明性 3			0.798				0.715			0.733				0.684
透明性 4			0.796				0.748			0.803				0.756
透明性 5			0.749				0.7			0.792				0.785
透明性 6			0.636				0.517			0.803				0.764
响应性 1				0.661			0.614				0.729			0.722
响应性 2				0.766			0.712				0.764			0.769
响应性 3				0.753			0.702				0.796			0.83
响应性 4				0.744			0.665				0.729			0.719
响应性 5				0.72			0.634				0.761			0.786
可靠性 1					0.742		0.672					0.716		0.695
可靠性 2					0.733		0.647					0.78		0.739
可靠性 3					0.72		0.627					0.739		0.703

续表

题项	实际感知值成分						共同度	原有期望值成分						共同度
	1	2	3	4	5	6		1	2	3	4	5	6	
可靠性 4					0.644		0.542					0.751		0.712
可靠性 5					0.7		0.615					0.717		0.654
有形性 1						0.754	0.696						0.792	0.813
有形性 2						0.788	0.753						0.792	0.821
有形性 3						0.805	0.751						0.801	0.834
有形性 4						0.804	0.735						0.804	0.814

B. 验证性因子分析　在探索性因子分析的基础上，进一步通过验证性因子分析探讨量表的效度，相关参数详见表 3-14、3-15，从表中数据可知：标准化路径系数（即因子载荷，判断标准：不得低于 0.5，0.6 以上为可接受水平，0.7 以上为理想水平）均大于 0.6，表明因子载荷均较大；平均方差提取量（Average Variance Extracted，AVE）大于 0.50 时表示该潜变量具有较好的收敛效度，组合信度（Composite Reliability，CR）高于 0.70 时表示该潜变量具有较好的组合信度；拟合指数均达到标准。因此从验证性因子分析角度认为服务质量问卷效度佳。

表 3-14　验证性因子分析

路径			实际感知值			原有期望值		
			标准化系数	CR	AVE	标准化系数	CR	AVE
保证性 7	←	保证性	0.814	0.911	0.595	0.874	0.943	0.705
保证性 6	←	保证性	0.766			0.872		
保证性 5	←	保证性	0.758			0.842		
保证性 4	←	保证性	0.727			0.755		
保证性 3	←	保证性	0.801			0.798		
保证性 2	←	保证性	0.772			0.866		
保证性 1	←	保证性	0.756			0.863		
可靠性 5	←	可靠性	0.726	0.87	0.572	0.747	0.89	0.619
可靠性 4	←	可靠性	0.733			0.785		
可靠性 3	←	可靠性	0.787			0.801		
可靠性 2	←	可靠性	0.796			0.806		

续表

路径			实际感知值			原有期望值		
			标准化系数	CR	AVE	标准化系数	CR	AVE
可靠性 1	←	可靠性	0.737			0.794		
透明性 6	←	透明性	0.641	0.891	0.578	0.829	0.921	0.659
透明性 5	←	透明性	0.804			0.868		
透明性 4	←	透明性	0.836			0.829		
透明性 3	←	透明性	0.787			0.774		
透明性 2	←	透明性	0.772			0.779		
透明性 1	←	透明性	0.704			0.788		
响应性 5	←	响应性	0.712	0.847	0.527	0.86	0.923	0.705
响应性 4	←	响应性	0.661			0.8		
响应性 3	←	响应性	0.735			0.892		
响应性 2	←	响应性	0.743			0.835		
响应性 1	←	响应性	0.773			0.809		
移情性 6	←	移情性	0.732	0.888	0.569	0.857	0.925	0.674
移情性 5	←	移情性	0.818			0.856		
移情性 4	←	移情性	0.758			0.776		
移情性 3	←	移情性	0.715			0.793		
移情性 2	←	移情性	0.759			0.819		
移情性 1	←	移情性	0.739			0.82		
有形性 4	←	有形性	0.785	0.875	0.636	0.863	0.927	0.76
有形性 3	←	有形性	0.811			0.878		
有形性 2	←	有形性	0.825			0.879		
有形性 1	←	有形性	0.768			0.867		

表 3-15　模型拟合度

Fit	χ^2	df	χ^2/df	RMSEA	PGFI	IFI	TLI	CFI
实际感知值模型	958.115	480	1.996	0.051	0.746	0.935	0.927	0.934
原有期望值模型	1206.753	480	2.514	0.063	0.702	0.931	0.924	0.931
标准			<5	<0.08	>0.5	>0.9	>0.9	>0.9

通过 AMOS 24.0 构建服务质量表的验证性因子模型，如图 3-5、3-6。结果表示，该模型的各项主要拟合指数均达到建议值范围，表明模型和数据的拟合良好，研究变量的结构效度良好，模型可接受。

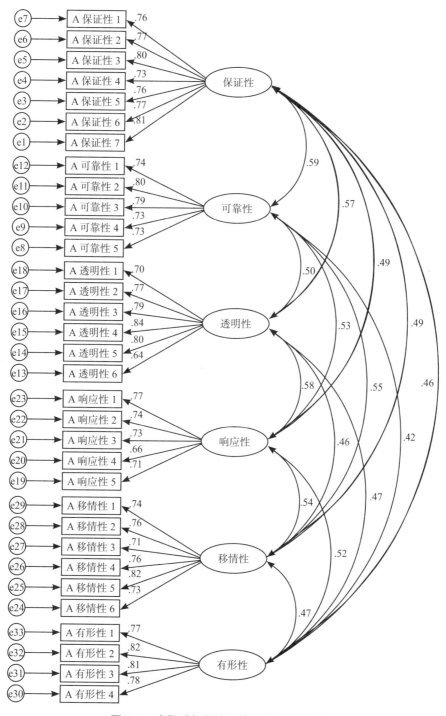

图 3-5 实际感知值验证性因子分析模型图

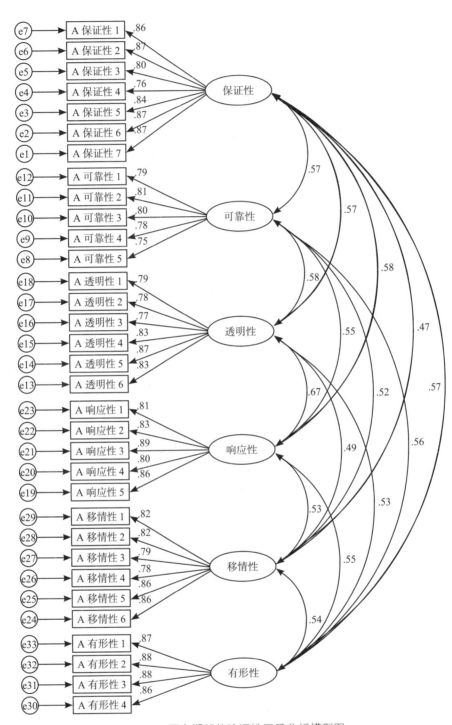

图 3-6　原有期望值验证性因子分析模型图

C.服务质量相关分析区分效度　相关分析是根据变量间的相关系数来检验其相关性的，Pearson 相关系数是社会科学研究中常用的相关系数。如果相关系数通过显著性检验，那么表明变量之间在统计上存在正相关或者负相关关系；反之，如果相关系数未通过显著性检验，那么表明变量之间在统计上不存在相关关系。相关系数：＜ 0.4，弱相关；0.4~0.7，中等强度相关；＞ 0.7，高相关；＜ 0，正相关；＞ 0，负相关。

表 3-16　相关分析与区分效度

变量		保证性	可靠性	透明性	响应性	移情性	有形性
实际感知值	保证性	0.77					
	可靠性	.528**	0.756				
	透明性	.528**	.441**	0.76			
	响应性	.432**	.464**	.503**	0.726		
	移情性	.447**	.489**	.419**	.480**	0.754	
	有形性	.413**	.362**	.417**	.445**	.419**	0.797
原有期望值	保证性	0.84					
	可靠性	.534**	0.787				
	透明性	.539**	.532**	0.812			
	响应性	.540**	.509**	.618**	0.84		
	移情性	.447**	.475**	.459**	.501**	0.821	
	有形性	.525**	.509**	.497**	.512**	.495**	0.872

注：** 表示 $P<0.01$。

本研究维度变量的相关系数如表 3-16 所示，对角线上的数值表示该变量的 AVE 开方值，由表 3-16 可见，各变量的 AVE 开方值大于其与其他变量的相关性系数，表明该变量的区分效度良好，故认为各维度的区分效度良好。以感知保证性与感知可靠性之间进行相关性分析，Pearson 相关系数 =0.528，$P \leqslant 0.01$，差异具有统计学意义，认为两者为中等强度正相关；以预期保证性与预期可靠性之间进行相关性分析，Pearson 相关系数 =0.534，$P \leqslant 0.01$，差异具有统计学意义，认为两者为中等强度正相关。同理可得，本研究中各变量均存在显著的正相关性。

3.3.3　问卷调查结果

3.3.3.1　行政受理服务质量指标权重

使用 AMOS 26 进一步构建原有期望值服务质量二阶验证性因子分析模型，以原有期望值各项指标为结构方程的外生观测变量，有形性、可靠性、响应性、保证性、移情性、透明性作为原有期望值服务质量评价指标体系的一阶因子外生潜变量，构建二阶内生变量验证性因子分析模型，如图 3-7。

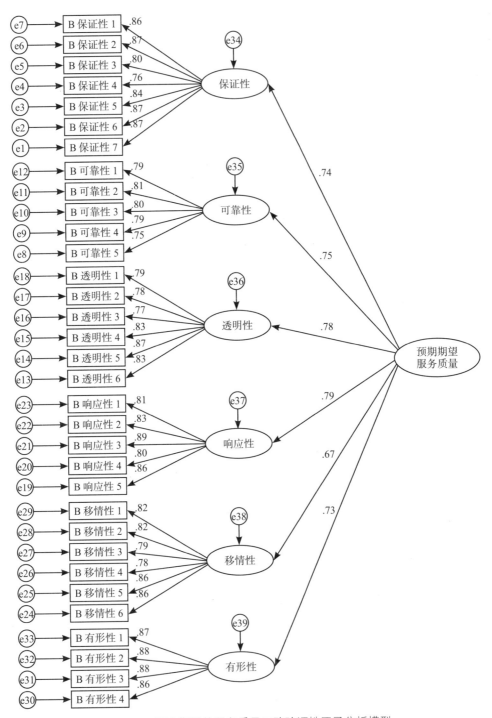

图 3-7 原有期望值服务质量二阶验证性因子分析模型

二阶验证性因子分析的相关参数：标准化路径系数均大于 0.5，表明因子载荷均较大；保证性、可靠性、透明性、响应性、移情性、有形性标准化路径系数分别为 0.745、

0.749、0.776、0.788、0.670、0.731，认为响应性对预期服务质量影响更大，透明性其次，剩余依次为可靠性、保证性、有形性、移情性。在原有期望值服务质量二阶验证性因子分析模型计算的过程中，可以得出各显变量对一阶因子的影响路径的系数，以及各一阶因子对二阶因子的影响路径的系数，结合两者，用每个测量指标路径系数除以该维度路径系数总和，即可得到如表3-17所示的归一化的指标权重系数。

表3-17 服务质量指标权重

综合评价指标	分类评价指标	排序
服务质量	保证性（0.167）	4
	可靠性（0.168）	3
	透明性（0.174）	2
	响应性（0.177）	1
	移情性（0.150）	6
	有形性（0.164）	5

3.3.3.2 感知值与期望值间差异分析

进一步对服务质量各要素的感知服务质量与期望服务质量间差异进行分析，经配对样本 t 检验，通常检验水准为0.05，即 $P < 0.05$ 时差异具有统计学意义。分析结果显示（表3-18）：服务质量各要素在感知值与预期值上差异均显著（ $P < 0.001$ ），认为服务质量各要素感知值与期望值差异显著，经比较认为实际感知值要低于预期值，以响应性的差异值最大。

表3-18 感知值与期望值间差异

变量	感知值	预期值	差异值	t	P
保证性	4.187 ± 0.729	4.417 ± 0.624	−0.230 ± 0.545	−8.302	0.000
可靠性	4.207 ± 0.734	4.403 ± 0.612	−0.195 ± 0.558	−6.877	0.000
透明性	4.238 ± 0.628	4.426 ± 0.587	−0.188 ± 0.454	−8.142	0.000
响应性	4.156 ± 0.654	4.466 ± 0.611	−0.309 ± 0.521	−11.648	0.000
移情性	4.110 ± 0.735	4.372 ± 0.644	−0.262 ± 0.545	−9.429	0.000
有形性	4.192 ± 0.708	4.483 ± 0.602	−0.291 ± 0.556	−10.284	0.000

3.3.3.3 相对人与监管方间差异分析

对感知服务质量要素与预期服务质量要素在调查对象单位性质中差异性进行分析，采用两独立样本 t 检验，检验水准仍为0.05，即 $P < 0.05$ 时差异具有统计学意义；对于

感知保证性、感知可靠性、感知响应性、感知移情性在调查对象单位性质间差异而言，$P < 0.05$，差异具有统计学意义，认为保证性、可靠性、响应性、移情性在调查对象单位性质间存在差异，经比较认为监管机构人员在上述 4 个维度的感知值上高于制药企业的调查对象；其余要素（含原有期望值、感知透明性、感知有形性）在两类单位间差异均不显著，详见表 3-19。

表 3-19　单位性质间差异性分析

单位		样本量	平均数	标准差	t	P
A 保证性	制药企业	282	4.142	0.750	−2.020	0.044
	监管机构	103	4.311	0.655		
A 可靠性	制药企业	282	4.152	0.741	−2.462	0.014
	监管机构	103	4.359	0.695		
A 透明性	制药企业	282	4.220	0.658	−0.942	0.347
	监管机构	103	4.288	0.537		
A 响应性	制药企业	282	4.111	0.665	−2.307	0.022
	监管机构	103	4.283	0.611		
A 移情性	制药企业	282	4.052	0.735	−2.597	0.010
	监管机构	103	4.270	0.716		
A 有形性	制药企业	282	4.171	0.712	−0.967	0.334
	监管机构	103	4.250	0.700		
B 保证性	制药企业	282	4.382	0.675	−1.844	0.066
	监管机构	103	4.515	0.445		
B 可靠性	制药企业	282	4.385	0.648	−0.982	0.327
	监管机构	103	4.454	0.504		
B 透明性	制药企业	282	4.417	0.617	−0.562	0.574
	监管机构	103	4.455	0.498		
B 响应性	制药企业	282	4.467	0.641	0.009	0.993
	监管机构	103	4.466	0.526		
B 移情性	制药企业	282	4.349	0.657	−1.182	0.238
	监管机构	103	4.437	0.607		
B 有形性	制药企业	282	4.495	0.616	0.588	0.557
	监管机构	103	4.454	0.564		

从问卷调查分析情况可以看出，SERVQUAL 评估模型同样适用于药品注册受理管理的服务质量评价，但不同行业、不同性质的服务内涵不同，评价体系也不可生搬硬套，因此，本研究将体现政务服务公正、公平、公开原则的透明性作为新增评价为度，结果证明响应性对药品注册行政受理服务质量的影响较大，同时权重较大的还有透明性及可靠性，但实际感知值均比原有期望值更低；且未能得到足够重视，体现在监管方实际感知值较相对人的实际感知值更高，感知响应性、感知可靠性均具统计学差异。

3.4 国内药品注册行政受理困境成因分析

3.4.1 管理困境

回顾响应性、透明性及可靠性三个维度中所设定的题项，结合实际感知值与原有预期值的差异度及问卷所反馈的改进措施，可发现存在服务效果反馈不到位、政务信息可及性不高、形式审查标准更新不及时、理由说明信服程度低等几点较为突出的管理困境。

3.4.1.1 服务效果反馈不到位

集中受理之后，原本由各省级药品监管部门负责的药品注册受理工作，集中至国家局药品审评中心负责受理，人员紧缺外加新政频发，高工作强度之下，学习用时紧缩，服务目标动摇。通过各种渠道反馈的服务效果问题，往往局限于应急解决个例问题，未能全盘考虑、整体规划以及谋求服务效果的总体提升。

● 正式反馈的途径响应性较差：行政受理服务窗口设置服务评价器和意见箱，但未形成有效的评价监督标准及意见反馈的处理程序。行政受理服务机构设置了现场、电话及网络咨询途径，但由于职能分工及权限限制，未能真正实现首问负责制；且由于人员数量及质量的限制，对咨询问题答复的及时性、响应性、准确性均无法保证。正式反馈途径的响应性差，则容易迫使行政相对人转向非正式的反馈渠道，滋生寻租和腐败，从而影响行政机构的公信力。

● 评价结果未与绩效考核挂钩：工作规范是行为准绳，绩效考核是结果保障。一味在工作规范中强调服务态度、服务礼仪、服务着装、服务效果，而在日常监管中不做强化，在绩效考核中不做体现，与奖惩措施脱节，工作规范则如同虚设，根据服务质量评价结果反馈改进工作方式、提高工作效能，更是无从谈起；只会无止境的陷入应急问题的处理模式中，反过来影响日常工作的响应性和可靠性。

3.4.1.2 政务信息可及性不高

国家局作为药品注册行政受理的授权单位，在其官方网站中对外公布了相关政策法规文件，并设立政务服务大厅，负责对外公布权力清单、行政许可事项办事指南、办理情况等信息；CDE作为药品注册行政受理的被授权单位，在其官方网站中对外公布行政受理审查指南、工作动态，并通过常见一般性技术问题解答栏目发布操作指引，如申报事项选择、申请表填报、证明文件形式等指导性问答。虽然信息公开的内容齐全，但存在入口不统一、信息不共享、连贯性不强、公开形式单一等问题。

● 入口不统一：药品注册行政受理门户网站存在两个登录端口，境外制药企业、药品注册代理机构或申报量较少的境内行政相对人，习惯在注册申请或寻求咨询前，登录国家局官方网站查询办事指南及办理情况等相关信息，常忽略CDE网站中发布的行政受理工作动态及最新申报要求；申报频率较高的境内行政相对人，习惯在CDE网站浏览行政受理工作动态、收审情况，却常忽略国家局官方网站中行政受理申报材料的办理进度查询栏目。

● 信息不共享：国家局政务服务大厅中公布的行政许可事项办事指南，本应与CDE公布的受理审查指南保持高度的统一，但由于责任部门不同，未开通共享互通端口，导致《药品注册管理办法》（国家市场监督管理总局令第27号）发布之后，权力清单中相应事项描述、办事指南中具体审查要点未能及时更新，虽然办事指南并未被界定为政策法规文件，但容易造成行政相对人实际操作中的困扰。

● 连贯性不强：目前，药品注册行政受理相关要求的公告通知，散落在不同网站、不同栏目中，且通常被其他公告通知所淹没，未有统一的栏目进行汇总，如药品注册网上申报的通知发布在国家局官网法规文件栏目中，而疫情期间证明性文件的要求发布在CDE的工作动态中。对于新接触药品注册的行政相对人而言，信息的查找和筛选将会占用较大的时间，一方面容易遗漏相关政务信息，另一方面难以追溯政策文件的连贯性，影响政务信息获得的便利性。

● 公开形式单一：随着电子信息技术的不断发展，政务公开的形式和渠道也日益多元化，但目前药品注册行政受理相关政务公开形式仍仅采用网站发布的渠道，形式较为单一，政务微信、短信推送等渠道有待进一步拓宽。

3.4.1.3 形审标准更新不及时

2017年11月30日，CFDA发布《总局关于发布药品注册受理审查指南（试行）的通告》（2017年第194号）之后，直至2020年新的《药品注册管理办法》及其配套文件出台之后，才予以更新，于2020年7月之后在CDE网站分批发布化药、生物制品、中药注册受理审查指南。虽然时隔不到三年，但恰逢药品、医疗器械审评审批制度改革进入快车道，2017年10月国务院办公厅印发《关于深化审评审批制度改革鼓励药品医疗器械创新的意见》之后，国家局先后发布了多项改革措施，如辅料或药包材关联审评审批、落实ICH M4文档要求、接受境外临床数据、临床试验默许制度等，对药品注册行政受理形式审查标准的影响较大，详见表 3-20。

表 3-20　部分政策文件中涉及形审标准修订情况一览

发布日期	文件名称	相关条款	涉及形审标准修订
2017 年 11 月	《总局关于调整原料药、药用辅料和药包材审评审批事项的公告》（2017 年第 146 号）	明确取消药用辅料与直接接触药品的包装材料和容器的审批，改为登记备案，同时调整资料项目，要求与药品制剂注册申请时一并审评审批	申请事项 填报系统 资料要求
2018 年 1 月	《总局关于适用国际人用药品注册技术协调会二级指导原则的公告》（2018 年第 10 号）	要求化药 1 类、5.1 类，治疗用生物制品 1 类、预防用生物制品 1 类采用《M4：人用药物注册申请通用技术文档（CTD）》格式提交注册申报资料	资料要求
2018 年 5 月	《关于优化药品注册审评审批有关事宜的公告》（2018 年第 23 号）	建立沟通交流机制，对于境外已上市的防止严重危及及生命且尚无有效治疗手段疾病以及罕见病药品，可以直接申报药品上市注册申请，改"两报两批"为"一报一批"	申请事项
2018 年 7 月	《关于调整药物临床试验审评审批程序的公告》（2018 年第 50 号）	要求提出新药首次药物临床试验申请之前提出沟通交流，更新新药 I 期临床试验申请申报资料，并修改受理通知书模板	资料要求
2018 年 10 月	《关于临床急需境外新药审评审批相关事宜的公告》（2018 年第 79 号）	建立专门通道对临床急需的境外已上市新药进行审评审批	申请事项 资料要求
2019 年 3 月	《关于发布化学仿制药参比制剂遴选与确定程序的公告》（2019 年第 25 号）	明确仿制药及一致性评价参比制剂的遴选原则及程序	资料要求
2019 年 7 月	《国家药监局关于进一步完善药品关联审评审批和监管工作有关事宜的公告》（2019 年第 56 号）	明确原料药、药用辅料与包与药品制剂直接接触药品的包装材料和容器关联审评审批及监管有关事宜，同时调整分类及资料项目	填报系统 资料要求

3.4.1.4　理由说明信服程度低

《行政许可法》中要求，"申请材料不齐全或者不符合法定形式的，应当当场或者在五日内一次告知申请人需要补正的全部内容"。行政受理过程中出具的补正内容，涉及行政行为合法性理由的应提供法律依据；涉及行政行为正当性理由的应说明进行自由裁量时所考虑的事实依据，包含遵循因果联系规则、体现政策形势规则、符合公共利益规则等。

● 合法性理由无法覆盖所有问题：目前，随着审评、审批改革的不断深入，新颁布的政策文件条款覆盖面越来越广、可操作性也越来越强，但行政相对人面临的个性化问题层出不穷，依然存在部分操作层面的细节无法面面俱到的情况，如新药证书取消之后，临床申请者能否允许多家联合申报，在《药品注册管理办法》未能明确规定；国际合作越来越广泛，跨境委托生产或转让的情形日益普及，但政策文件中未有条款涉及。

● 正当性理由难以收获高信服度：操作层面，行政受理过程中不断积累遇到的问题及处理的标准，形成新的形式审查工作要点，但由于仅涉及个性案例无法对外发布共性标准，或因公开程序冗长未能及时对外发布共性标准，理由说明工作经常出现沟通不畅或信服力低下的情况。新政策频繁出台，针对已公开的明文规定，尚有不同的理解和认识，如化学药品新注册分类自 2016 年出台以来，共发布了 5 批政策解读，其中针对增加新适应证的申报路径进行了两次解读，第四批进一步完善了第二批中相应内容的解读；未能参与政策法规制定的行政受理人员，对于未能公开且涉及政策形势规则的解释，不仅难以取得行政相对人的信服，更有甚者会遭到委托机构等其他相关方的质疑。

3.4.2 成因分析

3.4.2.1 工作目标定位不明

在不同的历史时期，药品注册行政受理工作被赋予不同的内涵，对其重要性的看法不尽相同，大致分为"传达室功能"论、"依法行政"论和"服务提升"论。

● "传达室功能"论：在初始及形成阶段，行政受理工作未被法律法规单独提及，工作目标仅体现其字面含义，即"接受办理"或"接受处理"，直至今日还存在此种普遍看法，认为行政受理工作就是接收材料的简单动作，不应有太多的条条框框和接受限制；批准与不批准应由后续的审评、审批环节把握，窗口单位只需履行传达室的功能，做好资料传递即可。

● "依法行政"论：在发展阶段，《行政许可法》首次将受理行为写入法条，并正式规定了行政受理的实施机构、实施要求和实施程序，要求实施机构依申请，根据相应法律、法规进行形式审查，做出接受或拒绝的受理决定或意思表示。至此，依法受理的要求从法律层面得以明确，受理作为行政许可程序的启动环节，与审评、审批环节相对独立，各司其职。强调行政受理行为的合法性，将属于本行政机关职权范围、需要取得行政许可、申请材料齐全符合法定形式，定为依法受理的三大基本要素。

● "服务提升"论：在完善阶段，为提高药品注册申报资料质量，从源头上介入药品研发，提供更高质量的行政服务，药品受理与审评、审批的不断融合，直至 2016 年 5 月，CDE 在原有审评职责的基础上，受国家局的委托，负责受理所有国家局审评审批的药品注册申请事项；2017 年 5 月，经授权 CDE 代国家局行使药物临床试验审批、补充申请、再注册等事项的审批职能，药品上市许可仍由国家局进行审批。至此，原分别归属于国家局行政受理服务和投诉举报中心、CDE 以及国家局相关业务司室的受理、审评、审批职能，极大程度集中至统一的执行部门，既顺应减政放权的改革方向，也很大程度上落实了"只进一扇门"的改革措施，同时在依法受理的基础上，对 CDE 受理部门的服务水平和服务能力提出了更高的要求。

商业管理模式下推崇以顾客为导向的服务理念，但药品注册行政受理的顾客较为复杂，可以分为外部顾客和内部顾客：最直接的狭义的外部顾客是行政相对人，间接的广义的外部顾客则包括涉及用药的广大公众群体；最直接的内部顾客则包括审评、审批人员，间接的内部顾客还包括涉及药品注册的检验、核查、通用名称核定、非处方药评价及其他管理相关工作人员。药品注册行政受理工作从只埋头审查"依法行政"的管理层面三要素，到"只进一扇门"的协调各方顾客需求的服务提升过程中，容易迷失行政受理工作的初衷和根本目标，最典型的例子是政策变动频繁期，行政管理层面和技术审评层面，针对同一注册法规条款的理解不同，增加沟通时间成本，降低了服务效率，此间如果没有明确的工作目标定位，则容易在两者之间徘徊，丧失工作原则，进而影响行政相对人的申报进度；政务服务与商业服务存在差异，商业服务强调个性化满意，但政务服务更多地需要考虑社会公平性，在形式审查过程中发现需要补充完善申报资料，但行政相对人存在困难无法补充时，如果没有明确的工作目标定位，则无法系统性的权衡社会公平性与个人满意度。

3.4.2.2　行政流程链条烦冗

● 行政受理流程：行政受理分为资料签收、任务分配、受理审查和资料移交 4 个细分环节，其中任务分配及受理审查与行政相对人的时间重叠，包含在《行政许可法》要求的 5 个工作日行政受理时限内；而资料移交则与审评审批的时间重叠，包含在《药品注册管理办法》中要求的审评、审批时限内。

拉塞尔·M·林登在《无缝隙政府：公共部门再造指南》一书中强调为顾客提供服务的速度，并将各流程步骤分为两类：增值步骤——能为顾客增加价值的步骤；非增值步骤——不能为顾客增加价值的步骤[17]。任务分配属于内部管理程序中的步骤，占用了行政相对人的时间，却不能增加行政相对人的满意度或者价值；应相应压缩时限，限时办理的政务服务改革要求，对于属于本行政机关职权范围，申请材料齐全、符合法定形式的申报资料，将资料签收和任务分配步骤合并至受理审查步骤中，当场予以受理。

《行政许可法》中明确，"申请材料存在可以当场更正的错误的，应当允许申请人当场更正"；《药品注册管理办法》中规定，审评环节收到全部补充资料回复后，仅延长三分之一的审评时限；但目前行政受理环节，在收到补正资料回复后，仍需经历整个流程链条，即完成资料签收、任务分配两个步骤之后才能进入受理审查，虽然可以在签收后 5 个工作日得到受理决定的反馈，但对压缩时限无益，极大地影响了药品注册申报资料的行政受理进度。

● 内部请示流程：CDE 代国家局行使药品注册行政受理职能，受国家局的监督及管理，日常工作依法依规履职，超越法律法规等文件中明确规定的范围时，作为执行部门皆应履行会议讨论、请示或汇报流程，如法规交替过程中涉及的跨境委托生产、特殊品种注册分类判断、多家临床试验申请人联合申报等问题。

会议讨论分为受理团队会议、中心部门间会议、申请人沟通会议、国家局联席会议等。一般而言，受理团队会议解决不了的问题，且涉及中心其他部门业务的，提请组织中心部门间会议讨论；经过中心层面多轮讨论后仍无法定夺的，提请与国家局召开联席会议，必要时请申请人参与沟通讨论。但法定的行政受理时限仅为 5 个工作日，此会议讨论流程链条过长，需充分得到行政相对人的理解和包容，否则容易引起申诉和纠纷。

书面请示涉及各层级签批，如经办人拟文、部门内签批、部门间会签、中心签批、国家局分发、办文、司室间会签、签批回文，必要时向局领导签报。涉及两个机构、多个部门，请示一来一回，充分讨论后形成结论，再反馈申请人，环节过多、流程过长，需要行政相对人做好充分的解释说明和后续的跟进服务，如果沟通渠道不畅，则容易引发非合规沟通、非理性寻租等行为。

● 申诉反馈流程：《行政许可法》中规定，"上级行政机关应当加强对下级行政机关实施行政许可的监督检查，及时纠正行政许可实施中的违法行为"。行政相对人可以通过行政复议、投诉举报、信访反馈、法律诉讼等途径进行申诉，但无论哪种申诉途径，都涉及多个部门，文来文往反馈时间较长、程序烦琐、回复官方。如果不涉及重大问题，行政相对人不会轻易采用，尤其是不涉及法律层面的常见问题，更倾向于电话、邮件、网络等询问方式进行反馈，但在缺失制度保障和人员配备不足的情况下，反馈时间和反馈效果依旧无法保证，响应度差、满意度低。

3.4.2.3 保障制度存在缺失

● 体系建设不完善：从政治、法律、管理、组织等多角度需求出发，行政受理管理体系原则上应包含信息公开、告知回避、受理审查和监督考核四大制度，但目前药品注册行政受理环节，仅对外公开受理审查标准和办事指南，但更新机制依旧不明，其他三项皆未形成对外公开的制度文件。

信息公开制度缺失，导致内部要求不明确，如信息公开的目的、范围、节点、方式等，易增加公开信息随意性和延迟性；外部监督不到位，如办理程序、办理进度、办理依据的合法、合规性等得不到有效监督，易增加个人自由裁量权和差错率。告知说明制度缺失，很有可能导致行政相对人无法在预期时限内收到行政许可决定，或是无法信服所获得的补正告知理由，更有甚者在办理过程中遭到不公平的待遇，这些都属于重大的行政行为纰漏，给行政相对人的合法权益带来损失，影响行政机关的社会公信力。监督考核制度缺失，一方面受信息公开制度缺失的影响，外部监督效果减弱；另一方面导致申诉反馈流程烦冗，反馈结果无法与个人绩效挂钩，局限于就事论事，无法对质量效能改进起到推动作用。

● 制度落实不到位：制度文件不在于多少，而在于有限条款的有效落实，不能有效落实的制度形同虚设。制度设定不科学、缺乏可操作性、执行程序烦琐、更新延续性差、组织领导力不够、监督考核不完善都将导致制度落实不到位。药品注册行政受理工作，从工作规范到管理规章，再到操作规程，前前后后不少于 30 余份，但在执行层面依然容易存在各种落实问题，如随意省略内部文书、肆意延长时限要求、任意更改行为依据等。

● 信息系统待改进：医药行业的工业化生产早已步入自动化的时代，但药品监管工作中使用的信息系统建设、更新的速度及质量，受到财政预算、政府采购、招标程序、人员配备等的影响，监管科学信息化技术水平有待提升。

根据国家局《国家药监局关于药品注册网上申报的公告》（2020 年第 145 号），"国家药监局已开通药品注册事项网上申报功能，并于 2021 年 1 月 1 日正式上线运行"，"自 2021 年 4 月 1 日起停止接收原药品注册申报软件生成的报盘文件"，行政相对人可以通过网上申报系统实时关注药品注册行政受理进度，包括补正意见、受理文书、缴费信息等，但仍旧需要提交纸质申报资料，且电子签章也尚未实现，离网上集中受理的要求还存在距离。自 2003 年起，药品注册电子通用技术文档（eCTD）在 ICH 成员国内日益推广，一方面可以减少纸质资料的转运及存储成本，提高资料利用度及全生命周期管理，另一方面可以推动国际交流，实现多区域申报互认。我国自 2015 年起启动 eCTD 项目平台的调研和搭建，但技术上仍无法做到网关提交，需采用光盘的形式提交电子申报资料，增加了管理成本和泄密的风险。

第四章

国内外行政受理之
经验借鉴及启示

4.1 欧盟药品注册行政受理相关制度

4.1.1 集中审批及互认程序

欧盟是由多个欧洲主权国家组成的共同体联盟，其药品注册管理制度不仅体现了各成员国的个体性，还体现了经济共同体的统一性。为了整合审评、审批资源，提高审评、审批效率，欧盟设立了成员国独立自主决策的成员国审批程序（Independent National Procedure, INP），各成员国之间的互认程序（Mutual Recognized Procedure, MRP），以及欧洲药品管理局负责的集中审批程序（Centralized Procedure）等药品注册程序，其中 INP 及 MRP 统称为非集中审批程序。

4.1.1.1 集中审批程序

1993 年起，欧盟理事会第 2309/93/EC 号法令规定了生物制品以及部分特定治疗领域的新药必须通过集中审批程序，向欧洲药品管理局（European Medicines Agency, EMA）提交药品上市注册申请，人用药品委员会（Committees for Human Medicinal Products, CHMP）审评通过、EMA 同意批准后可以在任意成员国的市场上流通[51]。但如果选择集中审批程序却未能获批，那么该产品很难通过其他审批程序在任何一个成员国获准上市。

随着 EMA 实施集中审批程序的药品范围不断扩大，越来越多的创新药品通过该程序在欧盟上市，具体包括：使用 DNA 重组技术产品、杂交瘤和单克隆技术产品、细胞治疗产品、在原核和真核细胞包括转化哺乳细胞中进行的编码生物活性蛋白基因的可控表达等生物技术工艺开发的新药和生物类似药等；治疗艾滋病、肿瘤、神经退行性疾病、糖尿病、病毒性疾病、免疫相关疾病且含有新活性成分的药物[52]；罕见病药品、放射性药品，以及部分植物药制剂。

上述规定外的其他适应证领域的新药可以根据入市策略，自愿选择集中审批程序或成员国审批程序。但为了监管机构审评、审批资源的最大化利用，仿制药的上市申请限制与新药不同，所仿制的原研药品（或参比制剂）应先通过集中审批程序上市，而且仿制药提交上市申请前需要与 EMA 进行沟通；如果原研药品（或参比制剂）是通过其他程序在欧洲上市的，还需要说明临床价值及创新性。

4.1.1.2 成员国审批程序

除集中审批程序强制要求的药物之外，其他药物适用于成员国审批程序（INP），包括临床试验申请。欧盟各成员国均设立各自的药品管理机构，颁布各国的药品监管法律法规及技术要求，负责按照本国注册程序申报上市的药物，获得批准后可以在本国内市场上销售。成员国审批程序显示了各成员国药品注册审批体系的独立性和个体性，与集中审批程序相互补充，是各成员国之间互认程序的基础。

与集中审批程序比较，成员国审批程序的审评审批时间更短、难度更小，除必须通过集中审批程序申请上市的药物外，国内外制药企业多会根据自身药物研发的情况及各国申报的难易程度选择欧洲市场的上市策略。

4.1.1.3 互认程序

在欧盟成员国药品注册审批体系足够成熟的基础上，成员国之间建立了互相认可程序（MRP），欧盟理事会第 93/39/EC 号等指令对互认程序进行了规定：注册申请人可先通过成员国审批程序在某一成员国获批上市，然后提出互认程序申请在其他成员国上市，原则上其他成员国应在 90 天内审核并批准该药品在本国销售；注册申请人也可以同时向多个欧盟成员国提交上市申请（如从未在欧盟领域获批上市的药物），向各国提交的申报资料应完全一致，并通知所有成员国该药物正在申请互认程序，一旦某个成员国决定对该药物进行审评即成为参考国（Reference State），其他成员国（相关成员国）可暂停评估，待参考国的审评报告形成并送达后完成互认程序。

如果相关成员国能够证明某药物的安全性、有效性或质量可控性存在严重缺陷，与参考国的审评意见存在争议时，由 CHMP 进行仲裁并重新评价，评价结果对所有欧盟成员国都具有约束力。

4.1.2 eCTD 电子申报

电子通用技术文档（eCTD），是用于药品注册申报和审评审批的电子注册文档，建立在 ICH M4 专家工作组发布的 CTD 中所规定的内容基础上，通过可扩展标记语言（Extensible Markup Language，XML）将符合 CTD 规范的药品申报资料以电子化形式进行组织、传输和呈现。

4.1.2.1 政策概况

与纸质申报资料相比，结构化的电子申报资料，具有较大优势。

A. 电子申报，无纸化节能行政　采用传统的纸质递交方式，不仅增加了行政相对人打印、复制、递送过程中的成本，也给行政主体部门增加了借阅、存储、转运上的困难，不仅不利于环境的保护，也不利于审评审批等多环节的利用。无纸化行政一方面，可以推动网上电子申报、不见面审批；另一方面，可以为规范申报资料的结构性、保证可视化资料的一致性提供技术保障。

B. 统一格式，多区域监管支持　国际药品注册协调组织 ICH 工作小组 EWP（Expert

Working Group）致力于推动 eCTD 工作的标准化、规范化，并逐步推广至全球 40 余个国家和地区的药品监管领域，且为 ICH 成员国设置了实施日期。采用全球药品监管机构认可的统一电子文件格式（除模块一行政性信息外），对行政相对人的多区域申报策略的实现提供技术支持，也有利于监管机构之间的国际交流。

C. 操作留痕，全生命周期管理　eCTD 通过对文件的生命周期管理，来实现药品申报电子档案的全生命周期管理，不仅对同一产品的各个申报阶段——临床、上市、上市后的申报资料进行整合，统一关联、统一管理；对各个文件的新建、替换、删除和增补等操作记录进行留痕、用于追溯文件的修改情况，避免申报资料的重复提交，修改内容重点突出，节省审评时间，避免审评资源的浪费。

4.1.2.2 实施路径

CTD 纸质资料递交向 eCTD 电子递交的转化过程存在着三个阶段：电子文档转换、非 eCTD 电子提交（Non-eCTD electronic Submissions, NeeS），以及 eCTD 电子提交。

A. 电子文档转换，即将 CTD 文件，直接转换为 PDF 或 Word 格式的电子文档，对电子文件的层级、结构、数量、格式无具体的要求，虽然简化了文件的提交方式，但不利于后期提取利用，如国内实施原料药、药用辅料、直接接触药品的药包材备案制度后，推行的电子文件备案制度。

B. 非 eCTD 电子提交（NeeS），在电子文档 PDF 转换的基础上，规定了文件的层级、结构，便于后续利用时进行浏览和查看，每个模块的目录文件通过超文本（hypertext）链接该模块下的各个独立文件，并通过整个注册文件总的目录文件（TOC）链接每个模块的目录文件（MxTOC），所有目录文件都以 PDF 的形式作为一个独立的文件递交；但未能实现文件的生命周期管理，不能展示与原始申报资料的关系，无法区分已批准文件及新创建文件，是通往 eCTD 的过渡形式[53]。

C. eCTD 电子提交，可以通过 XML 骨干文件建立总目录，以用户熟知的文件树形式展现，并管理整个申报资料及内部各文件的元数据；通过评估软件对电子申报资料的完整性、规范性、一致性进行系统验证，提高申报资料的质量。

自 2003 年第一版 eCTD 指南发布以来，ICH 各成员国均采取渐进的方式，从试行到鼓励再到强制推行 eCTD。欧洲药品监管局（EMA）更是早在 2002 年就采用了 ICH eCTD 技术规范，为了鼓励 eCTD 提交，刚开始实施时不强制要求电子签名，并与纸质申报资料并行。自 2007 年开始试行接收电子申报资料，2008 年 7 月开始接受纯电子化申报，取消纸质材料要求；2010 年 7 月起，采用集中审批程序的药品注册申请强制使用 eCTD。2015 年 3 月 13 日，EMA 出台了电子提交的时间表，推进药品注册申报的电子化，要求在 2015 年第三季度，非集中审批程序的申请强制按照 eCTD 形式提交；2017 年第 1 季度，互认程序强制执行 eCTD；在 2018 年第一季度，所有的注册程序都必须以 eCTD 形式提交（图 4-1）。

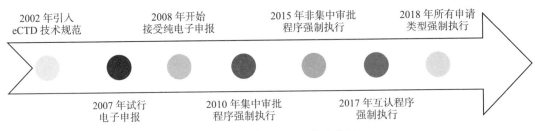

2002 年引入 eCTD 技术规范

2008 年开始接受纯电子申报

2015 年非集中审批程序强制执行

2018 年所有申请类型强制执行

2007 年试行电子申报

2010 年集中审批程序强制执行

2017 年互认程序强制执行

图 4-1　欧洲推行 eCTD 的路线图

4.1.2.3 技术要求

2008 年 7 月，ICH M2 工作组发布了 ICH eCTD 实施指南（v3.2.2 版本），定义了 ICH eCTD 的骨架结构，包括通用技术文档（CTD）的金字塔结构要求的五个模块的骨架文件（XML 文件），用于保证 eCTD 骨架文件合法性（如元素和属性适用正确）的文档类型定义文件（Document Type Definition, DTD）及其样式文件，采用 MD5 消息摘要算法（MD5 Message-Digest Algorithm）为整个文档建立的数字指纹文件，详见图 4-2。

2016 年 11 月，ICH M8 工作组发布了 ICH eCTD 实施指南（v4.0 版本），该版本在 v3.2.2 版本基础上进行了升级，包含实施目的、实施范围、实施背景、结构组成、文件要求、受控词汇、XML 模式、v3.2.2 版本兼容性考虑等内容，较 v3.2.2 版本在区域性文件提交、文件复用、文件生命周期管理、双向沟通等方面进行了优化。

A. 区域性文件提交　在 eCTD v4.0 中，模块一区域性信息单元与其他模块被合并到一个交换信息中，即 CTD 格式的模块一至模块五都包含在一个交换信息中。交换或传输信息时，无需每个单元单独提交，仅提交一个 XML 文件即可实现所有模块的提交。

B. 文件复用　一旦某个文档已经提交，

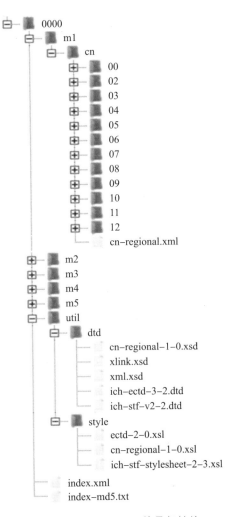

图 4-2　ICH eCTD 的骨架结构

在监管机构的系统环境下通过唯一的 ID 号，eCTD v4.0 将允许该文档被重复用在不同提交序列、注册行为或申请中的同一上下文中，或不同提交序列或注册行为中的不同上下文中，或相同提交序列或注册行为的不同上下文中。而 v3.2.2 版本则不支持跨申请引用，即不允许引用另一个申请中提交的文件。

C. 文件生命周期管理　v3.2.2 版本允许新建、替换、删除和增补 4 种生命周期的操作类型，而 eCTD v4.0 则删除了"增补"的操作，但允许一个文档被多个文档替换，多个文档被一个文档替换，发送方能够对任何附加内容及其相关也元素进行生命周期操作。eCTD v4.0 还允许修改关键字中显示的名称信息，如原料药或产品名称、制造商、剂型、适应证、赋形剂、组标题等，无需重新提交相关文件。

D. 双向交流　v3.2.2 版本只允许申报方向监管方提交标准化电子申报材料，监管方向申报方反馈信息时需要通过电话、传真、邮件等途径；而 eCTD v4.0 实现了双向交流的功能，纳入监管方的监管文档，不仅提高沟通效率，还使药品全生命周期档案的完整性得到了保障。

4.2 美国药品注册行政受理相关制度

4.2.1 立卷审查

立卷审查，是美国食品药品监督管理局（FDA）药品注册审批体系中的重要一环，是对药品注册申报资料完整性、可评价性的初步审查；类似我国药品注册行政许可中受理环节的形式审查，但又不尽相同。

4.2.1.1 政策概况

美国《处方药申报者付费法案》（The Prescription Drug User Fee Act，PDUFA）通过之后，美国 FDA 收取的药品注册审批费用为审评队伍的增容、审评效率的提升作出了举足轻重的贡献；另一方面，人员的增长容易引起标准的不统一、流程的不规范，影响审评质量，为此药品审评和研究中心（Center for Drug Evaluation and Research，CDER）与生物制品审评和研究中心（Center for Biologics Evaluation and Research，BEER）提出了药品审评质量管理规范（Good Review Practice，GRP）体系的概念。在此背景下，美国 FDA 药品立卷审查不断完善、不断规范，其功能、标准、流程、时限逐渐明晰，渐成体系。

美国 FDA 为药品上市许可申请设置立卷审查的制度。监管方角度，可以节省审评资源——避免不完整的药品注册申报资料进入完整的审评、审批程序，占用有限的审评、核查、检验资源，减少审评中发补，提高首轮批准率，降低不批准率。申请人角度，可以减少时间和经济成本的投入——立卷审查时限远少于完整的审评、审批程序时限，可以在申报的早期了解关键缺陷，尽早补充完善，加快药品的上市进程，还可获得75%的注册费用退还。相关方角度，可以促进公平性——从公共资源有限性来看，不完整的药品注册申报资料进入完整的审评、审批程序，存在提前"占坑"嫌疑，对完成充分研究的药品和制药企业而言存在不公平性，进而影响"好药"、"良药"进入市场的进程，打击合法、合规研发企业的积极性。

4.2.1.2 工作流程

美国FDA立卷审查过程按照任务性质，可分为申请接收、行政审查、任务分配、立卷审查、立卷会议、立卷决定等阶段[54]，其关键事项及时限要求详见表4-1；而新药在上市申请前（pre-NDA）的沟通交流也有助于早期识别影响立卷审查的潜在问题，将在后续章节中进行详细介绍。立卷审查的决定分为三种：同意立卷，此类申请仅存在部分可以修正的小问题，在立卷会议结束后即可召开技术审评计划会议；补充完善后立卷，存在潜在的可以改正的缺陷，按时限要求补充后同意立卷；不予立卷（Refuse-to-File, RTF），内容完整性上存在严重缺陷，且无法立刻改正，当然申请人可以选择改正后再次提交，也可以请求在有疑义的情况下立卷（File Over Protest）[55]。

表4-1 立卷审查工作流程及时限要求

序号	职责	负责部门 / 负责人	时限
1	接收申请	CDER 或 CBER	0 天
2	分配项目经理——完成行政审查	项目经理负责人 CPMS 项目经理 RPM	0~14 天
3	发放申请接收函	RPM	14 天
4	分配审评小组—建立会议计划及时间表	CDTL、DTL	14 天
5	召开申请人介绍会（可选）	申请人	30 或 45 天
6	立卷审查——确定优先审评级别、识别是否进行现场检查	审评小组	30 或 45 天
7	告知潜在不予立卷的问题	RPM	30 或 45 天
8	召开立卷会议	审评小组	30 或 45 天
9	确定签发人，作出立卷审查决定	CDER 或 CBER	30 或 45 天
10	召开技术审评计划会议	审评小组	30 或 45 天
11	信函通知立卷审查决定（进入优先程序的品种或不予立卷的品种）	RPM	60 天
12	信函通知立卷审查决定（其他情况）	RPM	74 天

整个立卷审查过程，涉及项目经理（Regulatory Project Managers，RPM）、审评人员（Discipline Primary Reviewers，DPR）、学科团队领导人（Discipline Team Leaders，DTL）、跨学科团队领导人（Cross-Discipline Team Leaders，CDTL）及审评办公室主任（Division Directors）等岗位[56]。而项目经理在立卷审查过程起到举足轻重的作用，主要负责：行政审查（管理性）——审查申报形式的完整性、专利认证信息、用户缴费情况，确定儿童用药、孤儿药或是否符合新药申请范围等信息；会议协调——安排立卷会议及技术审评计划会议，优先审评品种在 30 天内，普通品种在 45 天内召开立卷会议；沟通交流——与申请人沟通容易纠正的缺陷及答复期限，与收费工作人员沟通退费事宜；发放书面通知——在收到申请的第 14 天书面发放申请接收函，在第 60 天信函通知申请人拒绝立卷的决定等职责。

4.2.1.3　技术要求

立卷审查过程中，审评团队根据现行的法律法规和技术指南，对药品注册申报材料进行管理性行政审查及完整性技术审查，管理性行政审查一般指向容易纠正的缺陷，而完整性技术审查则指向难以短时间补充的较大缺陷。

A. 易纠正的缺陷　2018 年美国 FDA 的新药办公室（Office of New Drugs，OND）发布的《Good Review Practice：Refuse To File》[56]给出了部分已纠正缺陷的例子，主要涉及管理信息缺失、电子文档形式存在缺陷等问题，如：电子文档存在兼容性、可读性或链接无效等问题、申请表格提供的不完整或缺失、针对临床研究人员的财务披露声明缺失（Form FDA 3454/3455）、禁令声明措辞不当、缺失少量已取得的数据及未按要求提交电子结构化的产品标签等。易纠正的缺陷允许在一定时限内予以补充，一般情况下不会影响资料的可评价性；但如果较多问题结合在一起，且未能及时回复，则容易导致潜在的 RTF 决定。

B. 复杂显著的缺陷　常见的缺陷包括 5 种情形（表 4-2）：形式内容缺失，不符合法规要求；包含所有形式内容，但某部分或所有部分不完整、无法审核；缺少符合法规要求的有效性证据；遗漏评估安全性、有效性所需要的关键数据或信息；电子数据集、技术或质量方面的问题。一项对 2008 年至 2017 年之间发布的 103 封 RTF 函的研究表明，共包括 644 个拒绝原因，其中 19.4% 涉及化学、生产和控制（CMC）问题，15.8% 涉及临床安全性问题，14.6% 涉及临床有效性问题，15.5% 涉及申请机构及法律方面的问题；而 RTF 信函中涉及的问题，有 26.2% 曾在申报前沟通交流中提及并给出建议，但未能得到足够的重视，其中临床试验设计相关问题占比 33.3%，化学与生产相关问题占比 25.9%[57]。

表 4-2　复杂显著的缺陷示例表

缺陷类别		示例
法规要求的形式内容缺失		缺少索引、目录、申请摘要，缺少药学生产控制研究、非临床药理毒理研究、人体药代动力学和生物利用度研究、临床数据、安全性、有效性、统计学综合评价、病例报告（CRF）、专利证明或声明［505（b）（2）药物适用］等
形式内容完整，部分内容缺失	一般情况	申请材料杂乱无章，表格、图形、总结中数据和记录的注释不充分、未指明数据来源，文本超链接存在问题
	临床或统计	缺乏临床试验方案，缺少关键的统计分析，缺乏随机化方案信息，缺乏文献支持药品的安全性或有效性［505（b）（2）药物适用］，缺乏研究数据支持临床改良优势［505（b）（2）药物适用］，缺乏初步的儿童用药研究计划
	质量	缺失结构、理化性质及杂质等特性鉴定研究，缺少环境评估信息，未能提供所有的生产设备信息，生产场地未完成注册，未能明确各生产场地的生产工序及职责划分，稳定性研究不能支持货架有效期，未对超限杂质进行必要的药学研究
	药理毒理	未能提供必要的药理毒理研究数据，且无充分理由，如拟长期给药的药物缺少致癌性研究，拟用于育龄人群的药物缺少生殖毒性研究等
	临床药理	未与参考药物进行对比研究或将未批准药物作为参考药物［505（b）（2）药物适用］，桥接试验不完整，未提供生物分析方法验证及特异性生物分析方法性能信息、生物利用度研究数据、药物后期处理信息、药物间相互作用信息
缺少符合法规要求的有效性证据		缺乏有效充分的研究数据，使用明显不恰当或与临床效果无关的终点，提交单一有效的研究数据、却无法证明可充分满足法定的整体要求，临床终点无统计学显著性且无合理解释，使用中间点替代临床试验终点且无合理解释，未对使用、销售时应受到限制的有效药物提出合理的分销策略，使用不道德或无法解释的临床试验设计，如使用非劣效设计又不解释非劣效边缘的界定、联合用药但无法评估每种成分的作用，数据揭盲后确定统计分析计划
遗漏评估安全性、有效性所需要的关键数据		关键的安全性或有效性数据不足，针对目标人群的安全性或有效性数据不足，针对目标人群的使用剂量和用药时间的研究数据不足，缺乏支持用药剂量和剂量梯度的数据分析，所提交的试验无法支持评估结果，非处方药各成分不符合各论的标准，未提交风险管理计划
电子数据集存在技术或质量方面的问题		分析文件中缺少包括主要疗效数据的重要变量，索引存在错误，数据集之间不兼容无法合并，数据文件过大延长程序读取时间，病例报告数据集丢失，数据集存在转录等错误降低了数据的准确性，缺少数据集的关键组成部分

4.2.2 沟通交流

4.2.2.1 政策概况

美国 FDA 注重药物研发全过程与申请人的沟通交流。美国 FDA 局长办公室（Office of the Commissioner，OC）下设的外部事务办公室（Office of External Affairs，OEA），设立沟通交流办公室（Office of Health and Constituent Affairs，OHCA），负责与美国 FDA 计划、战略、政策和行动等相关的沟通事务；而药品审评与研究中心（Center for Drug Evaluation and Research，CDER）下设的中心主任办公室内，设立沟通办公室（Office of Communications，OCOMM），负责满足 CDER 内部和外部的沟通需求。

在药品注册过程中，申请人或相关方可以在不同研发阶段根据需要，如重要科学问题、关键技术问题或申报程序问题等，提出沟通交流会议的申请，同时美国 FDA 项目经理或审评人员亦可通过电话、信函或会议等多种沟通形式早期介入药品研发，及时解决审评中可能遇到的问题，提高审评效率及质量，加快药品上市，本文主要介绍沟通交流会议的相关情况。

4.2.2.2 沟通范围

在国会的付费法案中，美国 FDA 承诺为药品申请人提供申报前的技术支持，以帮助申请人提高申报资料的质量及可获批程度，包括《处方药使用者付费法案》（Prescription Drug User Fee Act，PDUFA）、《仿制药使用者付费法案》（Generic Drug User Fee Amendments，GDUFA）及《生物类似药使用者付费法案》（Biosimilar User Fee Act，BsUFA）。以付费法案对应的，美国 FDA 先后发布了《美国 FDA 与 PDUFA 产品申办方或申请人之间的正式会议指南》《美国 FDA 与复杂仿制药申请人之间在 GDUFA 法案下的正式会议指南》及《美国 FDA 与 BsUFA 申办方或申请人之间的正式会议指南》，沟通交流会议的范围覆盖处方药、仿制药、生物类似药等。

每年，美国 FDA 审评人员参加许多与申办方或申请人有关的会议，主要涉及药物临床试验申请或药品上市申请研发、审评过程中咨询的科学性、医学和程序上的问题。根据沟通交流会议需解决问题类型的不同，美国 FDA 将与申办方或申请人共同召开的会议分为不同类型，如 PDUFA 产品沟通交流会议包括 A、B、B（EOP）、C 类；复杂 ANDA 沟通交流会议包括产品研发会议（Product Development Meetings）、申请前会议（Pre-Submission Meetings）及中期审评会议（Mid-Review-Cycle Meetings）；BsUFA 产品沟通交流会议包括初次咨询会议（Biosimilar initial Advisory, BIA）、产品开发（Biosimilar Biological Product Development, BPD）1~4 类会议等，详见表 4–3。

表 4-3 美国 FDA 沟通交流会议类型汇总

产品类型	会议类型	会议范围	时限要求
PDUFA 产品	A 类	署级以上层面的申诉中描述的争议解决会议；讨论临床试验叫停的会议；特殊方案评估会议；签发完整回应信函后 3 个月内申请的行动后会议；立卷审查不通过会议等	响应时间 14 天，会议安排时间 30 天
	B 类	pre-IND 会议；紧急使用前许可会议；新药上市申请前 pre-NDA、生物制品上市申请前 pre-BLA 会议；行动后会议（3 个月后提出）；风险评估和管控策略（REMs）会议；纳入突破性疗法程序的产品总体研发推进会议；签发完整回应信函后 3 个月内申请的行动后会议	响应时间 21 天，会议安排时间 60 天
	B（EOP）类	Ⅰ期结束会议；Ⅱ期结束会议或Ⅲ期启动前会议	响应时间 14 天，会议安排时间 70 天
	C 类	涉及产品研发和审评的非 A 型或 B 型会议的任何会议	响应时间 21 天，会议安排时间 75 天
复杂 ANDA	产品研发会议	美国 FDA 尚未发布特定产品指南的复杂药物研发问题；美国 FDA 已发布特定产品指南复杂药物的替代等效性评价（如临床到体外）的研发问题；除上述两种情形以外的复杂药物研发问题	请求被批准后 120 天
	申请前会议	具有复杂活性成分的产品（如肽、聚合物、活性药物成分复杂的混合物、天然来源成分）；复杂的制剂（如局部作用药品、混悬液、乳剂、凝胶剂以及复杂的眼用制剂和耳用制剂）；复杂的药械组合产品（如自动注射器、定量吸入器）等，为潜在 ANDA 申请人提供机会，以讨论和解释带申报 ANDA 的格式和内容。	请求被批准后 120 天
	中期审评会议	美国 FDA 对药品注册申请审评过程中发现的问题的讨论，针对之前参与过产品开发会议或申报前会议的 ANDA 申请人。	审评周期重点时间点后 30 天
BsUFA 产品	初次咨询会	研发早期阶段的初步评估，不涉及总结数据或完整研究报告的实质性审评。	响应时间 21 天，会议安排时间 75 天
	产品研发1 类会议	讨论临床试验叫停的会议；特殊方案评估会议；发现重要安全性问题且双方同意召开的会议；争议解决会议；签发完整回应信函后 3 个月内申请的行动后会议；立卷审查不通过会议等	响应时间 14 天，会议安排时间 30 天
	产品研发2 类会议	讨论解决特定问题的会议（如质量属性排序；化学、生产和质量等控制策略、设计终点或批准后变更），或是讨论某些问题以便美国 FDA 对进行中的研发计划提供针对性建议的会议。可能涉及总结数据的实质性审查，但不包括对完整研究报告的审评	响应时间 21 天，会议安排时间 90 天

产品类型	会议类型	会议范围	时限要求
BsUFA 产品	产品研发 3 类会议	对进行中的研发计划提供深度数据审评和建议的会议，包括对完整研究报告或扩展数据包（如详细完整的类似性分析数据）的实质性审评，如对开发过程的类似性分析进行初步评估，或针对其他外推研发计划给出建议	响应时间 21 天，会议安排时间 120 天
	产品研发 4 类会议	属于申请前会议，讨论计划提交的完整申请或补充资料的格式和内容，如确定申办方支持类似性所依据的研究、基于所提供信息确定的潜在审评问题、使美国 FDA 审评员熟悉拟上市申请中提交的一般信息、上市申请中数据呈现和组织的最佳方式等	响应时间 21 天，会议安排时间 60 天

4.2.2.3 技术要求

为了最有效地利用美国 FDA 的资源，在寻求举行会议之前，申请者应考虑适用于其产品研发项目的其他信息来源，例如美国 FDA 和 ICH 的指导原则。若依然认为有必要申请沟通交流会议，申请人应将申请此类会议的材料电子提交至相应的 eCTD 申请中（如 IND、NDA、ANDA、BLA）等；如尚未获得 eCTD 申请编号，申请人可以通过传真或邮件的方式，将会议申请材料提交给相应项目经理或审评部门。

一般而言，沟通交流会议的申请材料应包括：产品名称、申请编号（如有）、产品名称（研发阶段代号或专有名）和结构、RLD（参照品）的信息、拟申请的适应证及研发背景、拟申请的会议类型、会议的目的声明、提议的会议日程或形式、问题列表及简单说明、参会人名单或学科列表、请求美国 FDA 参与者和（或）学科代表清单、会议资料包或拟提交会议资料包的大致日期（A 类会议要求申请同时提交会议资料包，B、C 类会议要求正式会议前至少一个月提交）以及儿科研究计划、人因工程计划、组合产品信息等（如适用）。

沟通交流会议资料包一般是带有目录表、适当的索引、附录、交叉参考及区分不同章节的标签及各章节单独编页码的文件。但为了加速美国 FDA 审评，会按照所提议的会议日程来并安排会议资料包的内容，不同产品类型沟通交流会议的资料包要求也存在细微差异（表 4-4），内容通常包括：产品名称，申请编号（如有），产品名称（研发阶段代号或专有名）和结构，RLD（参照品）的信息，拟申请的适应证及研发背景，剂型、用药途径、给药方案，参会人情况，总结会议目的概要，需讨论的最终问题列表及支持问题讨论的数据等。

表 4-4　美国 FDA 沟通交流会议资料包汇总

PDUFA 产品	复杂 ANDA	BsUFA 产品
1. 产品名称及申请编号（如有）	1. 预先分配的 ANDA 号	1. 申请编号（如有）
2. 化学名称和结构	2. 产品名称	2. 产品研发阶段代号（许可前适用） 3. 专有名（许可后适用）
	3. 化学结构	4. 结构（如适用）
——	4.RLD 和申请编号	5. 参照品的商品名和专有名
3. 拟申请的适应证	5. 拟申请的适应证	6. 拟申请的适应证或产品开发背景
4. 剂型、用药途径、给药方案（频率及持续时间）	6. 剂型、用药途径、给药方案（频率及持续时间）	7. 剂型、用药途径、给药方案（频率及持续时间）及产品呈现方式
——	——	8. 儿童研究计划（如适用） 9. 人因工程计划（如适用） 10. 组合产品信息（如适用）
5. 申请机构方将出席所申请会议的所有人员名单及其职称和所属单位	——	11. 申请机构方将出席所申请会议的所有人员名单及其职称和所属单位
6. 研发背景，简述研发项目的历史及研发状况	7. 研发背景，简述研发项目的历史及研发状况	12. 研发背景：研发计划及之前与美国 FDA 沟通的历史简述，产品研发计划的实质性变更（如适用），产品研发现状
7. 简要概述会议目的	8. 简要概述会议目的	13. 简要概述会议目的
8. 拟定的会议议程，包括讨论及每项议程预计所需的时间	9. 拟定的会议议程，包括讨论及每项议程预计所需的时间	14. 拟定的会议议程，包括讨论及每项议程预计所需的时间
9. 需讨论的最终问题列表，按学科分组，每个问题概述背景及简要解释	10. 需讨论的最终问题列表，按学科分组，每个问题概述背景及简要解释	15. 需讨论的最终问题列表，按学科分组，每个问题概述背景及简要解释
10. 按美国 FDA 学科和问题组织的支持问题讨论的数据，可采用总结性材料描述相关研究和临床试验结果，并进行一定程度的量化，以及因此得出的临床试验决定，但一般不需提供完整的研究和试验报告或详细数据	11. 按美国 FDA 学科和问题组织的支持问题讨论的数据	16. 按美国 FDA 学科和问题组织的支持问题讨论的数据

4.2.3　信息公开

政治视角重视"代表性""政治回应"和"责任"，认为公众代表经济和社会的公共利益，是公共行政管理的重要参与者，要求政务信息公开、程序透明，鼓励公众参与，接受公众监督。药品作为涉及千家万户生命安全的公共产品，其监督管理的宗旨是保护和维护公众健康，信息公开对象不仅限于行政许可服务对象，更需要面向全社会的广大公众。美国 FDA 在《信息自由法》（FOIA）、《隐私法》（Privacy Act）、《政府公开法》三部美国法典的基础上[59]，权衡企业商业保密信息及公众知情权，从不予公开阶段，到部分信息公开阶段，再到依法公开阶段，不断完善药品监管系统的信息公开制度。根据《信息自由法》的要求，美国 FDA 设立了主动公开及依申请公开两种信息公开方式；同时明确了不予公开的情形，为厘清信息公开边界、提升信息公开效率提供支持。

4.2.3.1 主动公开

主动公开包括联邦《行政程序法》中规定必须在联邦政府信息日报——《联邦登记》公开的行政法规类文件、政府工作报告等，要求行政法规在《联邦登记》中公开公布 30 天后方可生效；以及通过政府网站、媒体、档案馆等媒介公布的政务信息，如政策解读、技术指南、办事流程等指南类信息，会议计划、会议通告、会议记录等会议类信息，执法新闻、警告信、用药安全提示等执法类信息等。

在药品注册许可方面，除上文提及的行政法规、政策解读、技术指南及办事流程等方面的基本信息公开之外，更多的是许可过程中的沟通信息及不涉及商业秘密的数据信息，如：临床或非临床安全性有效性数据摘要，药物不良反应（Adverse Drug Reaction，ADR）摘要，临床研究方案摘要，与咨询委员会会议议程有关的安全性、有效性数据书面讨论部分，产品标签涵盖的产品信息，申请人曾公开的信息，美国 FDA 与申请人沟通的信函和书面摘要[59]。涉及申请企业敏感信息的内容，需要充分考虑申请企业的意愿，如数据报告类摘要需经申请企业编辑、美国 FDA 审查修改后，方可对外公开。

4.2.3.2 依申请公开

联邦《信息自由法》（FOIA）规定，任何人均有权要求取得涉及任何联邦政府机构未发行的行政记录。个人或团体均有权向美国 FDA 提交书面申请，要求提供某方面的行政记录，或针对某些已公开的内容提供更为详尽的资料，如健康研究组织有权要求美国 FDA 公开某药品上市后的安全性或有效性数据，因为其不涉及保密的商业信息；临床受试者有权要求美国 FDA 公开某临床试验期间药物的安全性或非临床研究报告，因为涉及受试者安全；首个仿制药（ANDA）获准上市后，可以申请公开该 NDA 的所有安全性、有效性数据信息[59]。

依申请公开的流程与注册申请流程相仿，包括提交申请——个人或团体向美国 FDA 信息公开部（Division of Freedom of Information）递交书面申请，指明要求公开的内容及目的，不强制要求纸质申请，可通过邮件或传真的方式递交；审查办理——各中心信息公开处理专员负责审查信息公开申请，判断是否属于可公开的范围，协调各部门搜索信息、审查信息、处理信息（如隐藏豁免公开信息）后予以答复；申诉救济——对于美国

FDA 作出拒绝公开决定的申请，申请人可提出复议，对于复议结果仍为拒绝公开的，申请人可进一步寻求法律救济途径，如提出诉讼。（图 4-3）

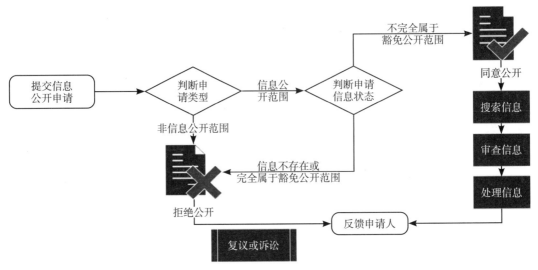

图 4-3　依申请信息公开流程图

4.2.3.3 不予公开

联邦《信息自由法》（FOIA）虽倡导"公开为原则，不公开为例外"，但也提及了 9 项豁免公开的情形，如为维护国防安全和外交政策而保护的秘密以及根据执行令定密的情形；只与机构内部人事规则和业务相关的情形；特别法规定不能公开的情形；商业秘密，从他人处获得的保密的商业信息；法律未规定需要提供的机构间、机构内部的信件、备忘录等；会对个人隐私造成无正当理由的侵犯；部分为执法目的而收集的信息，关于金融机构监管机关准备的、适用的检查、实施或条件报告中的信息；地理和地球物理信息数据等。

美国 FDA 在此基础上，规定了涉及产品工艺、生产质量控制、原始临床数据、原始非临床数据，会对个人隐私造成无正当理由的侵犯的信息，不在说明书或标签中披露的配方等。但如果以上信息曾通过合法途径公开，或不涉及商业秘密、个人隐私，则不属于不予公开的范畴。一般情况，药物临床试验申请（IND）或药品上市许可申请（NDA）审评阶段，美国 FDA 不对外公布相关申请的存在信息。

4.3 国内政务服务发展模式

自改革开放以来，我国行政审批制度改革经历了三个阶段的变迁[60]，国内政务服务发展伴随行政审批制度改革的变迁，大体经历了物理空间的集中受理、审批职权的集约办理、线上线下的集成服务三次转变[61]。1978~2000年探索阶段：改革开放之后，出于招商引资、扩大开放的需要，多种审批权下放地方政府，企业自主权逐渐扩大，计划经济逐步向市场经济转变；1995年深圳市在"外经贸一条街"的基础上建立外商投资服务中心[62]，政务服务方面从以往的分散办理向集中办理的模式转化。2001~2011年发展阶段：加入WTO之后，出于提高效能、优化服务的需要，行政审批的法制化进程不断推进，在政务服务中心空间集中的基础上，实现审批联动对行政审批模式进行流程再造；2008年，成都市武侯区初创全国首家行政审批局[63]，从协调机制模式逐步转化为实权机构模式，实现行政审批权力由各职能部门划转至新的行政审批局，"一枚印章管审批"统一集约办理。2012年至今完善阶段：党的十八大以来，出于优化政府职能，创新监管方式的需要，要求建立权力清单、责任清单和负面清单，把权力关进笼子，深入推进"互联网＋政务服务"，实现政务服务一网通办；2016年，国务院印发了《国务院关于加快推进"互联网＋政务服务"工作的指导意见》（国发〔2016〕55号），优化省级网上行政审批服务流程，实现让"群众少跑腿，让数据多跑路"的大数据集成服务平台，为创新监管提供有力的技术保障。

4.3.1 政务服务中心

4.3.1.1 基本概况

1995年深圳市建立外商投资服务中心；1999年浙江省金华市集中市政府多部门的政务事项，设立了金华市政府集中办事大厅；随后全国各地省市区县结合当地形势，纷纷建立起各种形式的"政务服务中心"，截至2009年底，全国各级政府共成立政务服务中心27691家[64]。虽然各地叫法不一，如"政务服务中心"（多数省级服务机构采用此称呼）以及"行政服务中心""行政审批服务中心""政务大厅"等，但均以"服务为民"为基本要求；2015年国家质量监督检验检疫总局、国家标准化管理委员会联合发布的《政务服务中心标准化工作指南》（GB/T 32170.1—2015）中明确"政务服务中心"的定义：地方各级人民政府设立的，集中办理本级政府权限范围内的行政许可、行政给付、行政确认、行政征收以及其他服务项目的综合性管理服务机构。

4.3.1.2 目标要求

政务服务中心的建立，旨在改变分散、封闭、串联的传统政务审批模式，解决"门难进、人难找、脸难看、事难办"等低服务质量及办事效率的问题，通过物理空间的集中整合，服务质量的统一监管，不断地推动服务理念、服务方式、服务效能的转变，形成顾客导向、集中受理、公开透明、并联高效的"一站式"政务服务机制。"一站式"（one-stop）服务起源于英国，意为"全方位的综合服务"，将所有事务都安排在同一地点处理，从空间上将多个部门的窗口集合到一个场所办公，将政务事项整合到一个中心统一受理，彻底解决了"门难进"的问题，由过去的跑"多个门"到"进一扇门，办很多事"。

各地在政务服务中心建立的基础上，进一步创建了一门受理、首问负责、联合协同、重大事项绿色通道等运行机制。其中，首问负责制，是指在办公场所、业务柜台和公务处理过程中，首先受到来访、咨询或接待办事的中心工作人员，要负责给予办事或咨询一方必要的办理或解答等服务，或承担指引、转交等责任，使之最为迅速、简便地得到满意的服务；联合协同制，是指中心管理部门应协调多个部门，促成涉及多部门的政务事项高效办结，如召开联席会议、实现网络互联互通等。

4.3.1.3 实施困境

政务服务中心虽然已经成为各地方政府行政管理不可或缺的组成部分，但在为广大公众提供便利和高效政务服务的同时，也面临着不少问题和困境。

- 职能定位不明：缺乏法律定位，无专门的法律法规明确其合法地位，存在事业单位或派出机构等多种组织形式，从"收发件"职能到协调监管职能不一，易造成中心与政府、各职能部门权责不清的情况。
- 窗口授权不够：窗口工作人员受派出单位和政务服务中心单位的双重管理，人事管理权在派出机构，行为监督权在政务中心，不享有独立的审批权，更在地域上与审批单位（派出机构）脱离，难以落实首问负责制。
- 员工能力不足：窗口工作人员多为社会购买服务人员，日常工作量和流动性较大，无暇参与培训提高自身服务素质及业务能力，机构骨干不愿被抽调至窗口部门，窗口骨干更难以轮岗回到派出机构，激励机制缺失，造成情绪上的抵触和工作积极性的缺失。
- 外部监督缺失：政务服务中心对入驻机构的内部监管尚可，但由于行业之间存在专业壁垒，且缺乏外部监督，如社会第三方监督，评价重点存在偏颇，如行政相对人仅能对窗口人员的服务情况进行评价，却无法对整个行政审批过程的满意度提出要求。
- 电子政务薄弱：网上申报、网上审批的电子政务水平有待提高，"信息孤岛"和"信息烟囱"的情况有待改善。

4.3.2 行政审批局

4.3.2.1 基本概况

政务服务中心有狭义和广义之分，狭义的政务服务中心，是以组织、协调和监管各部门的审批权为核心功能的服务平台；而行政审批局则包含于广义的政务服务中心，真正实现审批职权的集约办理。虽未形成统一的概念定义，但基本模式是在政务服务中心的基础上，将散落在各部门的行政审批权集中归并至实权型行政审批局，实现独立的组织机构，统一人事任免机制，统一行使审批职权，统一进行监督管理。2008 年，成都市武侯区初创全国首家行政审批局；2014 年，天津市滨海新区行政审批局成立，全面完成"三集中、三到位"改革，即将审批部门的行政审批事项、权限、人员向行政审批科集中，行政审批科整建制进驻行政审批局，实现全面进驻到位、现场审批落实到位、在统一审批系统上独立审批到位[65]。

4.3.2.2 目标要求

行政审批局的建立，通过深度整合各部门的利益，简化规范行政审批权，彻底解决窗口职能不明、放权不到位的问题，由物理形式上的集中受理向实权性质的集约办理转变，由"一站式"的"跑多窗"向"一窗式"的"办多事"转变，切实提高行政效能，降低行政成本，走好政务服务的"最后一公里"。

成都市武侯区行政审批局推出的"一章化"办理局内所有审批事项，避免了多头审批、材料反复递交的问题；"职能划转、集中审批"，原职能部门主要行使监管职能，原行政审批职能划归至行政审批局；"归口分类、集约办理"，将几十个部门职能，划归为社会类、经济类和建设类 3 个审批科，减少办事窗口；"联审联办、内部循环"，原有的体外循环调整为内部联动，全程代办，形成"无前置""一窗式"的审批方式；"一岗多能，一人多专"，通过专业培训、内部轮岗，熟悉全业务流程；"信息共享、协调联动"，通过数据共享，实现审批与监管的无缝衔接；"强化监管，阳光审批"，强化内部管理、外部监督，引入第三方测评，对行政审批的整个过程进行监管[66]。

4.3.2.3 实施困境

在行政审批局改革过程中，不可避免地会遇到一些实施困境。部分专业性较强，或直接关系公共安全、人身健康、生命财产安全等复杂的政务事项，不适合由行政审批局统一办理，期间需要专家审评、检验、检测、检疫等工作进行审定，经常性地召开联席会、沟通会甚至听证会，如果放在行政审批局统一办理，则会增加部门间沟通的成本，适合由专业的部门负责。审管联动性较弱，重审批轻监管的观念尚待转变，"条块分割"带来的信息壁垒有待破除，线上审批系统有待改善，简化审批而带来的监管难度增加，有待建立良好的协调沟通机制等。审批权监督较难，行政审批局集中大量的行政审批权，虽缓解了原职能部门的监管缺失、寻租腐败的风险，但新的组织如果缺乏内部的自律、外部的监督，则容易滋生新的权力滥用。

4.3.3 互联网 + 政务服务

4.3.3.1 基本概况

2015 年，李克强总理在两会上首次将"互联网+"的概念上升至国家战略层面；

2016年，政府工作报告里提出加快推进"互联网＋政务服务"，并于同年出台了《国务院关于加快推进"互联网＋政务服务"工作的指导意见》，要求运用互联网处理政务信息，促进条块连同，实现信息资源互认共享，推进实体政务服务中心或行政审批局向网上办事大厅延伸，由"一站式""一窗式"服务模式向"一网式"通办转变，让公众少跑腿、让数据多跑路[101]。与政务服务中心和行政审批局的要求和文件多为地方层面发布不同，关于"互联网＋政务服务"，国务院及其办公厅先后印发了多部指导意见、指南、方案，详见表4-5。

表4-5 "互联网＋政务服务"政策文件

发布时间	文件名称	发文字号
2016年4月26日	国务院办公厅关于转发国家发展改革委等部门推进"互联网＋政务服务"开展信息惠民试点实施方案的通知	国办发〔2016〕23号
2016年9月29日	国务院关于加快推进"互联网＋政务服务"工作的指导意见	国发〔2016〕55号
2017年1月12日	国务院办公厅关于印发"互联网＋政务服务"技术体系建设指南的通知	国办函〔2016〕108号
2017年11月3日	国务院办公厅关于全国互联网政务服务平台检查情况的通报	国办函〔2017〕115号
2018年6月22日	国务院办公厅关于印发进一步深化"互联网＋政务服务"推进政务服务"一网、一门、一次"改革实施方案的通知	国办发〔2018〕45号
2018年7月31日	国务院关于加快推进全国一体化在线政务服务平台建设的指导意见	国发〔2018〕27号

4.3.3.2 目标要求

《国务院关于加快推进"互联网＋政务服务"工作的指导意见》明确要求，建成整体联动、部门协同、省级统筹、一网办理的"互联网＋政务服务"[101]，以集中公开政务服务事项目录为起点，以简化材料避免重复提交为过程，以"应上尽上、全程在线"办理为结果，实现"一网式"通办。《国务院办公厅关于印发进一步深化"互联网＋政务服务"推进政务服务"一网、一门、一次"改革实施方案的通知》更是明确要求，线上一网通办，单点登录；线下只进一扇门，一窗办理；"一表申请"，简化申报材料及办事环节，最多跑一次。

从政府文件中可知"互联网＋政务服务"不仅包含信息共享互通，还将带来政务服务的整体变革。线上申请、线上受理、线上审批，不见面审批促进组织结构扁平化，信息数据多点同时存储，传递速度加快，必将减少组织管理的层次，信息不再沿着层级链传递，"去中心化"趋势迅速发展。打破"条块分割"带来的信息壁垒，数据共享、信息互通，单点登录身份认证，行政环节不断简化，证明事项在线核查或由串联改并联，无需其他部门背书或认证，实现行政流程的"去中介化"[67]。在线填报可实现网络校验，系统自动报错，减少填报差错率和补正率，节省人工审查成本，提高一次性通过率，缓解形式审查压力，推动"去人工化"。

4.3.3.3 实施困境

在"互联网＋政务服务"的推行落实过程中，仍存在一些问题，如网络功能与业务技术相分离，没能从满足用户快捷、便利的办事需求以及简化审批流程、节省审查成本出发，未从顶层设计入手做到互联网思维与政务服务的深层次结合。"重技术、轻信息化"，认为信息化只是辅助手段，在人员配备上不予重视，在系统建设中敷衍了事、流于形式；或是将原有信息系统简单接入统一的政务服务平台，忽视后续的技术培训和功能改造。"技术导向、非服务导向"，简单的实现申请表单的在线填写以及电子申请材料的打包上传，而在流程优化、提高效率、信息互通等方面缺乏统一规划及改革动力，无法实现跨部门在线核查、在线网络校验等"去人工化""去中介化"的服务功能。

4.4 对药品注册行政受理管理的启示

4.4.1 明晰目标，引入竞争

"一站、一窗、一网"的政务服务力求"合法、透明、高效、服务"，与政治、法律、新公共管理对行政受理的要求完全吻合。药品注册行政受理工作不能简单停留在"依法行政"的基本层次，更不能只发挥"传达室"的接收功能，必须向公开透明、公平公正、高效节能、服务便民等"服务提升"要求看齐。明确工作目标是实现高要求的根本，而辨析服务对象及其需求，则是找准方向、合理定位的有效手段。药品注册行政受理工作面向三大服务群体，行政相对人（直接面对的狭义上的服务对象）、监管部门（行政流程中涉及的相关方）和社会公众（公共服务的广义受众），不同的群体对服务的需求和期望不同（图4-4），日常工作要做的就是明确、协调、综合不同群体的需求和期望，使其与政策总目标不相冲突。

4.4.1.1 行政机构——合法合规、高效节能

药品注册行政受理是药品注册行政许可的启动环节，后续还涉及技术审评、检验检查、通用名核定、非处方药（OTC）评价、行政审批等多个环节，技术审评要求资料可评价，样品检验要求标准可操作，核查检查要求记录可溯源，通用名核准要求异物不重名，OTC评价要求安全可评估，行政审批要求证明有保障。归根结底，合法合规、高效

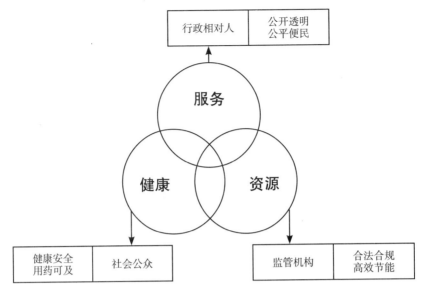

图 4-4　不同服务对象的服务需求

办理、节约资源是行政机构的整体要求。

优化政务服务，要求一个窗口办业务，一份清单定边界，一枚印章管审批，外部循环改为内部循环，一次性接收申报资料，在后续内部循环的各环节中重复利用，尽可能减少行政相对人多次、多方提交申报资料的不便。探索在证明文件的合规性审查和资料形式的完整性审查之余，引入部分立卷审查的标准，增加对申报资料的可评价性实质审查，为后续其他环节的内部循环提供前置审查支持。在程序合法、合规的基础上，提高申报资料的完整可评价性，减少对审评、检验、核查资源的占用，朝着整个药品注册行政许可程序高效节能的方向靠拢。

4.4.1.2 行政相对人——公开透明、公平便民

行政相对人是行政许可政务服务的直接服务对象，药品注册行政受理80%的工作时间用于为行政相对人提供服务；而在提供服务的过程中，多半的时间用于与行政相对人沟通交流。在药品注册行政受理环节中，虽然也会出现不同行政相对人目标不一致的情况，如只期望取得药物临床批件，不考虑上市许可申请的通过率或只期望取得受理通知书，对批准率漠不关心，但大多数行政相对人还是以药物尽快批准上市为申报目标。

在药物尽快批准上市的过程中，申报流程的公开透明、办理时限的公平预期、资料要求的便捷获取，是行政相对人把握政策导向、判断投资方向、快速抢占市场的先决条件，至关重要。信息的不公开透明造成的信息不对称，信息的获取不便捷造成的非公平因素，都将对行政相对人产生莫大的影响，增加其获取信息的成本。

4.4.1.3 社会公众——健康安全，用药可及

保护和促进公众健康是药品监管的终极目标，推动安全、有效、质量可控、经济可

及的"好药",尽快尽早地进入市场是药品注册行政许可的根本目标。"小政府,大社会"的理念不断深入,"全能型政府"不断向"服务型政府"转变,当行政机构需求与行政相对人利益产生矛盾时,应以行政相对人的利益为重;当行政相对人需求与社会公众利益产生矛盾时,应以公众利益为重。

"法无授权不可为",经合法授权后,不可因行政机构对法规条款的解读存在差异,而影响药品注册行政相对人的申报进度,达成的统一处理原则也应在对外公开后再予执行。追求行政机构、行政相对人的满意度,为强势群体提供个性化服务的同时,更应考虑弱势服务群体的社会公平性,接受代表社会公众的第三方满意度测评;通过行政机构、行政相对人、社会公众三方的服务质量评价,构建药品注册行政受理服务的监督考核机制。

除内部的绩效考核体系搭建之外,还可参考欧盟药品注册的集中审批及互认程序,引入外部竞争机制。在政策要求、技术标准统一的前提下,放权分中心,引入服务质量竞争规划,为行政相对人保留选择的权力,提供可选方案;充分利用 eCTD 电子申报优势,促进线上、线下办理模式的进一步融合,实现网上申报、网上受理、网上审批,拓宽服务渠道,由"单中心服务"向"多中心竞争",再向"去中心"模式转变。

4.4.2 简化流程,参与沟通

"一窗联办",剔除非增值步骤,必要增值步骤"串联改并联";"一表通办",避免同一事项重复填表,减少同一资料重复提交。药品上市注册申请本为一项行政许可事项,但由于涉及的环节较多,注册检验、核查检查、通用名称核定等内部程序,原需行政相对人向药检所、审核查验中心或省级药监部门、药典委等机构分别提交申请表、申报资料;2020 版《药品注册管理办法》出台之后,申报资料一律由 CDE 统一接收、统一流转,实现"联审联办、内部循环",但申请表、申报资料的重复利用情况尚需获得电子政务系统的支持。

由于内部请示涉及部门较多、流程较长,鼓励行政相对人遇到政策盲点、技术难点问题时,尽早完成与行政部门的沟通交流,将问题解决在注册申报前,与行政决策及技术研发同步推进,降低行政受理过程中要求补正的几率,减少技术审评过程中补充资料所占用的时间。美国 FDA 设立专门的沟通交流办公室,项目经理协调审评团队全程参与,根据新药、特殊仿制药、生物类似药各自的特点,分别制定沟通交流办法,沟通范围不仅限于技术研发方面的问题等措施,对我国药品注册沟通交流管理的优化提供思路。

4.4.3 完善制度，反馈评价

"社会监管，阳光受理"，信息公开是社会监督的基础，告知回避是社会监督的前提，形审要求是社会监督的标准，公众评价是社会监督的途径。将药品注册行政受理工作放在阳光下监督，强化内部管理，发挥部门内、上级主管部门对下级部门的监督，通过录音、录像等技术手段实施无缝隙监督，通过受理流程标准化减少办事人员的自由裁量权；引入外部监督，接受来自行政相对人和社会公众的双重评价，坚持"一次一评""一事一评""不定期点评"，并将监督评价结果量化为绩效指标，进行绩效监控和绩效管理，进而为改进工作流程、改善工作方法、提高工作效能提供数据支持。基于行政受理的合法要求和合规需求，针对满意度评价分值较低的项目，结合优化政务服务体系的整体目标，在行政受理审查制度的基础上，对信息公开、告知说明和监督考核等配套制度加以构建或完善。

第五章

药品注册行政
受理审查制度
之构建思路

5.1 确定药品注册行政受理审查适用范围

5.1.1 适用申请事项——厘清行政许可与行政备案

对于行政许可，《行政许可法》中给出定义，属于行政法律行为。行政许可作为事前监管手段，包括申请、受理、审查、听证与决定、变更与延续等实施程序，会产生设定、变更、消灭或确定等某种权利义务的法律效果。国家政务服务平台中列出了 45 个国务院部门的 1376 项政务服务事项，其中包含国家局负责的 29 项行政许可事项。

对于行政备案，法律法规中未给出明确定义。《现代汉语词典》将备案的字面含义归纳为，"向主管机构报告并由其存案备查"[68]；而后有学者将行政备案归为行政事实行为，定义为"行政相对人根据规范性文件要求，就以特定的作为或不作为活动为内容的信息向行政主体进行报送，以备行政主体用作将信息收集或后续监督的，不对相对人的权力义务造成产生、变更或消灭的法律效果的行政事实行为"[69]。《药品上市后变更管理办法（试行）》第二十六条中给出了备案公示及事后监管的程序："备案类变更应由持有人向药审中心或省级药品监管部门备案，备案部门应当自备案完成之日起 5 日内公示有关信息，自备案完成之日起 30 日内完成对备案资料的审查，必要时可实施检查与检验"。

从行政许可及行政备案的定义及程序要求中不难看出，行政受理属于行政许可程序的组成部分，仅适用于需实施行政许可的申请事项，包括药物临床试验、药品上市许可、药品变更和再注册申请等国家局职权范围内的行政许可事项；不适用于备案等政务服务事项，如药品上市后的中等变更备案，药物生物等效性试验备案、药用辅料及直接接触药品的包材和容器备案等。

5.1.2 适用审查范围——厘清行政受理与技术审评

《行政许可法》第四章第一节明确，"申请事项属于本行政机关职权范围，申请材料齐全、符合法定形式，或者申请人按照本行政机关的要求提交全部补正申请材料的，应当受理行政许可申请"，即行政受理环节应对申请事项、申请材料法定形式及其完整性进行审查，其中申请材料是指法律、法规、规章中规定应提交的全部材料，法定形式是指申请材料的载体形式（如书面或电子形式）、法定时限（如有效期要求）、文书格式（如格式体例、申请表格式、资料份数）等相应规范要求。

《行政许可法》第四章第三节明确，"行政机关作出行政许可决定，依法需要专家评审的，所需时间不计算在本节规定的期限内，行政机关应当将所需时间书面告知申请人"；《药品注册管理办法》中对专家评审程序及时限进行详细的规定，明确"药物临床试验、药品上市许可等申请受理后，CDE 应组织药学、非临床、临床和其他技术人员进行审评"。但不论《行政许可法》还是《药品注册管理办法》均未对形式审查和技术审评的具体审查范围进行明确的区分，故在配套规范性文件受理审查指南中明确形式审查范围，在技术指导原则中明确技术审评的范围。

《关于改革药品医疗器械审评审批制度的意见》（国发〔2015〕44 号）颁布以来，行政受理与技术审评不断融合，由不同直属单位负责调整至由同一直属单位不同部门负责，并对行政受理形式审查中资料完整性的审查提出了更高的要求。技术审评的目的是保证上市药品安全、有效、质量可控，与行政受理相比，技术审评的周期更长、要点更为复杂，需通过非临床、临床、药学等多方面专家，对研究数据进行科学的评价，方可得出结论；对应不同学科、不同药品类别、不同适应证、甚至不同个药，适用的技术指导原则和资料完整性要求均不同，如口服固体制剂仿制药无需提交非临床研究数据，肿瘤类适应证药物对遗传毒性、生殖毒性的要求较低，豁免临床试验的药物则无需提交临床研究资料，境外临床试验数据需提供人种差异研究内容等。两者虽有部分交叉，但受到工作时限要求、审查人员能力、药品个体差异等因素的制约，行政受理环节对资料完整性的审查仍以形式审查为主。

5.1.3 适用基本原则——厘清形式审查与实质审查

行政许可申请通过形式审查予以受理后，进入实质审查程序环节，《行政许可法》要求"根据法定条件和程序，需要对申请材料的实质内容进行核实的，行政机关应当指派两名以上工作人员进行核查，核查后应当在法定时限内按照规定程序作出行政许可决定"；第三十一条规定，行政相对人对所提交的申请材料实质内容的真实性负责，但行政机关在行政许可过程中仍承担审查的职责，如 2018 年长春长生事件因疫苗生产过程中存在造假行为，引发了一系列的行政处罚和连带问责。故药品注册申请中对核查实审的要求一直保留，2020 年版《药品注册管理办法》中要求，"对申报资料的真实性、一致性以及药品上市商业化生产条件，检查药品研制的合规性、数据可靠性等进行有因核查"。

形式审查是实质审查的起始，实质审查是形式审查的延续。所有行政许可申请均需完成形式审查，才有可能进入实质审查环节；但并非所有的行政许可申请均需进行实质审查，需要实质审查的申请包含几种情形："法定条件和程序"规定需要核实的；材料表面有瑕疵或涉及投诉举报存在虚假情况的，如《药品注册管理办法》中规定，在技术审评过程中，应综合考虑药物创新程度，监管机构对生产研制机构既往核查的情况、真实性存疑或投诉举报等因素，基于风险启动药品注册核查或检查。

与药品注册核查实审的真实性、一致性、合规性及可靠性的审查原则不同，《行政许可法》要求行政受理在审查过程中把握合法性、准确性及完整性。合法性，系指判断是否需要取得行政许可，是否属于本行政机关职权范围，行政机关应在法定的管辖权限范围内实施行政受理行为，不得作出超越或高于管辖权限范围的决定；严格意义上的法律由全国人民代表大会及其常委会颁布，但涉及药品注册职权范围的要求多散落在行政法规、部门规章等规范性文件中，故在审查过程中还需把握合规性。准确性，系指审核申报材料是否符合法定形式要求，所提交的申报资料份数是否足够，是否满足签章要求，申请表是否准确填报，所提交的证明性文件是否有效期内等等。完整性，系指审查申报资料是否提交齐全，是否按要求提交全部申报资料，如未提交是否同时给出合理的说明。

综上可知，药品注册行政受理审查，是对本行政机关职权范围内的药品注册行政许可申请，进行的申请事项合法（合规）性、法定形式准确性及申请资料完整性审查。

5.2 明确药品注册行政受理审查基本内容

5.2.1 申请事项合法（合规）性审查

申请事项的合法（合规）性审查，在于判断是否需要取得行政许可，是否属于本行政机关职权范围。那么何为药品注册的申请事项？从申请表中可知，药品注册基本申请事项包括：行政许可事项、附加申请事项及药品注册分类三方面内容（表5-1），行政许可事项是对本机构行政机关职权范围合法性的呈现，附加申请事项是对不同药品注册管理程序合法（合规）性的呈现，而药品注册分类与申报资料完整性紧密相关，是对行政行为依据合规性的呈现。本研究将从此三方面的内容分析申请事项的合法（合规）性审查要求。

表5-1　药品注册行政许可事项一览表

行政许可事项 药物临床试验		境内生产药品、境外生产药品、港澳台生产医药产品注册审批		
		药品上市许可	补充申请	再注册
附加申请事项	药品加快上市注册程序	特别审批程序	附条件批准程序、优先审评程序、特别审批程序	——	——
	其他申请事项	处方药、非处方药、药品通用名称核准、小微企业收费优惠等		处方药、非处方药	——

行政许可事项 药物临床试验	境内生产药品、境外生产药品、港澳台生产医药产品注册审批		
	药品上市许可	补充申请	再注册
附加申 请事项　申请事项分类	——	——	根据变更指导原则 细分类别　——
药品注册分类	中药、化学药品、治疗用生物制品、预防用生物制品、按生物制品管理的诊断试剂		

5.2.1.1 行政许可事项合法

国家局负责药品注册管理，制定注册管理制度，严格上市审评审批，完善审评审批服务便利化措施，并组织实施、故受理属于国家局法定职权范围内的药品注册申请视为职权范围合法。

A. "药品"的范围　《药品管理法》第二条给出药品的定义，"是指用于预防、治疗、诊断人的疾病，有目的地调节人的生理机能并规定有适应证或者功能主治、用法和用量的物质，包括中药、化学药和生物制品等"。通常而言，药物与药品以是否经过药监部门批准上市作为区分点，临床试验期间尚未批准上市时称为药物，其注册申请也属于国家局的职权范围。

超出上述定义的产品，如膳食补充剂、保健食品等不属于本行政机关职权范围，但二者与药品也存在部分交叉，如维生素类产品；且随着生物医学技术的不断发展，国际上已明确部分高危的细胞治疗方法，按照药品申报和监管，如 CAR-T 产品。从定义可知，需从技术层面通过临床疗效来判断是否属于药品，且在适应证或者功能主治获得临床数据支撑前，无法判断其是否能称之为药物或药品，故在上市前的注册申请中，行政受理审查环节不能也不应对其归属作出判断；但对于上市后的注册申请而言，取得药品生产或上市许可即为对药品身份的认可，此时的注册申请范围仅限于获得药品生产或上市许可的药品。

B. "注册"的范围　除境内生产的药品外，《实施条例》第三十五条规定，"境外生产的药品，也应当按照国务院药品监管部门的规定申请注册"；中国香港、澳门和台湾企业生产的药品由于一直以来管理方式较为特殊，不属于境外生产但需执行药品进口通关程序，且在药品批准文号格式中通过不同的编号组成加以区分，故在行政许可事项中单独列出。由此形成国家局职权范围内的三大法定药品注册行政许可事项：境内生产药品注册审批、境外生产药品注册审批、港澳台生产医药产品注册审批。

在三大法定行政许可事项下，根据《药品管理法》及《实施条例》的规定，又各自细分为四个子项：第十九条规定的药物临床试验审批，第二十四条规定的药品上市许可审批，第七十九条规定的变更药品注册批准文件及其附件所载明内容的补充申请审批，以及条例第四十一条规定的药品有效期届满后的再注册核准。其中，再注册申请因产地不同而分属不同的职能部门，《实施条例》第四十一规定指出，药品批准文号（境内生产药品）的再注册由省级药监部门负责报国家局备案，《进口药品注册证》《医药产品注册证》（境外生产药品、港澳台生产医药产品）的再注册由国务院药品监督管理部门负责。

综上可知，国家局负责三个大项十二个子项的药品注册相关行政许可事项，除境内生产药品再注册申请外均委托 CDE 进行行政受理，CDE 受理上述范围内的申请事项视为所接收的行政许可事项合法，反之接收超出上述范围的申请事项则视为不合法，应拒绝接收或不予受理。当然，除《行政许可法》第十二条中明确可以设定行政许可的事项外，对于本行政机构职能范围内，但无需取得行政许可的申请，如沟通交流、备案事项、登记事项、纠错申请、政务公开申请等，应出于便民的考虑，纳入本行政机构的对外服务事项中，但无需经过行政许可程序、发放行政许可文书。

5.2.1.2 附加申请事项合法（合规）

出于后续审评审批中对管理程序、工作时限、申报要求的不同考虑，药品注册申请表中设置了三类附加申请事项：加快上市注册程序、其他申请事项及补充申请事项分类。行政程序合法是维护和保障行政主体及其行为规范性、公正性、权威性和有效性的基础，依照法定程序作出的行政受理行为方具合法性，在遵守《行政许可法》程序的大前提下，不同的附加申请事项涉及不同的行政程序，依照规章、规范性文件程序作出的行政受理行为方具合法（合规）性。

A. 加快上市注册程序　2020 版《药品注册管理办法》在加快上市注册程序中作出了较大的调整，重新定义了药品加快上市注册程序，以临床价值为导向鼓励创新，设立了突破性治疗药物、附条件批准、优先审评审批及特别审批四大程序，其中特别审批程序涉及突发公共卫生事件，覆盖临床前研究到药品上市许可的整个过程；突破性治疗药物程序主要针对尚无有效治疗手段的创新药和改良型新药，在临床试验期间给予沟通交流及技术指导方面的政策支持；而附条件批准和优先审评审批程序的加快，则直接体现在药品上市许可审评时限的缩短。

突破性治疗药物程序在注册申请程序中未有较多体现，但《药品注册管理办法》中规定附条件批准和优先审评审批程序均需通过沟通交流的前置程序予以确认：附条件批准可在药物临床试验期间提出沟通交流，就附条件批准上市的条件和上市后继续完成的研究工作进行沟通确认后，方可提出附条件上市许可申请；优先审评审批要求在上市许可申请前提出沟通交流，确认后在上市许可申请时同时提出优先审评审批的申请。故按照办法规定，完成沟通交流的前置程序并达成一致意见后，方可在药品上市许可申请时勾选"附条件批准"或"优先审评审批"，如果未完成前置沟通交流的程序则无法进入此两类加快上市程序，在行政受理过程中应对沟通交流前置程序进行合规性的审查，否则即视为程序不合规，容易在后续的审评审批过程中造成程序上的不公平。

《药品注册管理办法》第七十三条规定指出，对于实施特别审批程序的品种，国家药品监督管理局组织加快并同步开展药品注册受理、审评、核查、检验工作。2005年国家食品药品监督管理局（SFDA）颁布的《药品特别审批程序》（局令第21号，目前仍生效）规定指出，对突发公共卫生事件应急处理所需药品实施特别审批的程序：要求申请人在提出注册申请前，提交药物可行性评价申请、综述资料及相关说明；国家药品监督部门设立特别专家组，对其申报资料进行评估和审核，并在24小时内作出是否受理的决定；受理后24小时内组织开展技术审评、现场核查及抽样检验，15日内完成首轮技术审评、5日内完成现场核查、2日内完成样品检验、3日内完成行政审批。如此紧凑的时限要求，对行政受理配合度的要求极高，发现的一切问题都应向特别专家组进行汇报，听从国家局统一指挥、综合评判后作出决定；在突发公共卫生事件面前，既要重视程序性又要充分把握灵活性，既要合法、合规又要最大程度保障时效性，与病魔抢时间、抢生命。

B.其他申请事项　其他申请事项主要涉及资料流转和收费优惠，包括非处方药（OTC）申请、药品通用名称核准、小型微型（小微）企业判定等。

非处方药（OTC）申请：《药品注册管理办法》第三十六条对可以不经过药物临床试验申请，而直接提出OTC上市许可申请的情形进行了规定，行政受理过程中应对此申请事项进行审查，保证从临床申请到上市许可的程序完整；第三十八条及第九十六条明确OTC的注册申报资料须流转给国家药品评价中心进行OTC适宜性审查，适宜性审查时限为30日，行政受理过程中应接收适宜性审查所需要的全部资料并在审评过程中按程序进行流转。

药品通用名称核准：《药品注册管理办法》第三十七条明确，需提出药品通用名称核准申请的情形及流转程序；为保证高效便民，在行政受理过程中应对是否列入国家药品标准或药品注册标准的情况进行审查，保证有限的监管资源为确需核准的产品服务，减少不必要的核准工作，并接收完整的通用名称核准申报资料、按程序流转至国家药典委员会。

小型微型企业判定：为充分激发市场活力，进一步减轻小微企业负担，按照《财政部、国家发展改革委关于重新发布中央管理的食品药品监督管理部门行政事业性收费项目的通知》（财税〔2015〕2号）及《国家药监局关于重新发布药品注册收费标准的公告》（2020年第75号），对小型微型企业的创新药注册申请提供免收药品注册费的优惠，行政受理时应一并提出小微企业申请并交相应申报材料，审查符合《关于印发中小企业划型标准规定的通知》（工信部联企业〔2011〕300号）要求的，同意免收药品注册费。

C.补充申请事项分类　变更原药品注册批准文件及其附件所载明内容的补充申请，按照《药品注册管理办法》第十一条规定指出，应参照相关技术指导原则对变更事项进行充分的研究和验证，不同的细分变更事项申请的程序不同、要求的研究内容差异性更大，详见表 5-2。

表 5-2 药品变更事项一览表

变更申请阶段	行政许可	备案	报告
药物临床申请期间	——	——	——
药物临床试验期间	可能增加受试者安全性风险的药物临床试验方案变更、非临床或者药学的变化或者新发现	——	评估不影响受试者安全的变更
上市许可申请期间	——	——	申请人名称变更、注册地址名称变更等不涉及技术审评内容的
药品上市后	药品生产过程中的重大变更；药品说明书中涉及有效性内容以及增加安全性风险的其他内容的变更；持有人转让药品上市许可；国家药品监督管理局规定需要审批的其他变更	药品生产过程中的中等变更；药品包装标签内容的变更；药品分包装；国家药品监督管理局规定需要备案的其他变更	药品生产过程中的微小变更；国家药品监督管理局规定需要报告的其他变更

药物临床试验期间，评估可能增加受试者安全性风险的临床试验方案、安全性新发现或药学方面的变化，应按照补充申请程序办理；评估不影响受试者安全的，实施报告程序无需获得行政许可。药品上市许可申请审评审批期间，发生重大变更的应撤回重报，不涉及技术审评内容的登记信息变更，实施书面告知程序无需获得行政许可。药品上市后，涉及药品安全性、有效性和质量可控性的重大变更按照补充申请程序办理，中等或微小变更执行备案或年报程序（无需获得行政许可）；重大变更中的持有人转让药品上市许可申请事项无需技术审评，直接进入行政审批环节，时限 20 日；在适应证管理的大前提下存在些许特殊情形，如已上市药品新增国内未批准适应证或者功能主治的申请，应参考药物临床试验或药品上市许可申请程序办理。

以上，均要求行政受理审查过程中，对各细分变更事项进行细致的审查和准确的判断，确保行政程序的合规性及公平性，否则容易因申请事项的错选而影响后续的审评、审批程序，影响行政相对人对许可决定的预判，进而导致行政纠纷甚至行政诉讼。

5.2.1.3 药品注册分类合规

《药品管理法》将药品类型分为中药、化学药和生物制品，故药品注册按照中药、化学药和生物制品进行分类管理；生物制品又进一步分为治疗用生物制品、预防用生物制品及按照生物制品管理的诊断试剂；不同的药品特性、物质基准、制备工艺、创新程度差异较大，故对应的细化分类、申报程序、资料要求及法规依据各不相同。行政受理行为具有从属法律性，应准确判断注册分类，选择正确的适用的规范性文件条文，作为受理决定的行为准则及办理依据，进而作出符合正确法规条文原意的审查决定，方可视为行为依据合规。

中药注册按照中药创新药、中药改良型新药、古代经典名方中药复方制剂、同名同方药进行分类，共分为 4 类，适用于《中药注册分类及申报资料要求》；化学药注册按照化学药创新药、化学药改良型新药、仿制药等进行分类，共分为 5 类，适用于《化学药品注册分类及申报资料要求》；生物制品注册按照生物制品创新药、生物制品改良型新药、已上市生物制品（含生物类似药）等进行分类，预防用或治疗用生物制品均分为 3 类，按照生物制品管理的诊断试剂分为 2 类，适用于《生物制品注册分类及申报资料要求》。

以化学药品为例，创新药注册申请允许同时申请小微企业或商品名，要求境内外均未上市；临床急需的短缺药品、防止重大传染病和罕见病等疾病的改良型新药可申请优先审评审批程序，要求较改良前具有明显临床优势；仿制药经申请人评估认为无需或不能开展药物临床试验的，可以直接提出药品上市许可申请，要求与《化学药品参比制剂目录》中收载的参比制剂具有相同的活性成分、剂型、规格、适应证、给药途径和用法用量，并证明与参比制剂质量和疗效一致。如果国外已上市的药品按照创新药申报，或仿制药按照改良型新药申报，或仿制国内已上市原研和仿制国内未上市原研的药品注册分类错选，都将带来后续管理依据和审评标准的混乱；但新药申请时多采用研发代码替代药品通用名称，相应活性成分是否在境内外上市受数据库及人员专业能力的限制，而改良型新药在进行技术审评之前无法判断是否具有明显临床优势，仅能靠行政相对人在相关研究基础上的承诺，或申报前的沟通交流进行初步判定，后续审评审批过程中如发现存疑再行纠偏。

5.2.2 法定形式准确性审查

《行政许可法》中要求申报资料应符合法定形式，但未对法定形式进行更多的解释。汉语词典将"形式"定义为外形，或事物内容的组织结构和表现方式；推及"法定形式"给出定义，即为行政机关通过法律、法规、规范性文件等方式，对其负责的行政许可事项所设立的，申请表（书）及申请资料的组织结构和表现方式的形式要求。考虑到行政许可申请资料的溯源性，以及后续利用、管理和归档的需要，法定形式要求一般包含申请材料的载体形式、签章公证、资料体例、申请表格式、证明时效性等。

5.2.2.1 基本要求形式上准确

A. 载体形式 《中华人民共和国档案法》将申报资料的载体形式分为传统载体形式（如纸质）和电子载体形式（如光盘、网上提交等）两种。现药品注册申请资料多要求以纸质形式为主,电子形式为辅:如药品上市许可申请资料,根据存档、借阅及审批的需要,要求提交2套完整申请材料(至少1套为原件),外加1套综述资料(包括ICH M4格式要求的模块一及模块二),并以光盘形式提交临床数据库资料;受理后,根据核查检验及审评的需要,要求提交含全套申报资料和临床试验数据库资料光盘1套,并在网站中提交说明书、质量标准、生产工艺信息表等电子文档。

B. 签章公证　行政许可属于依申请行政行为,药品注册申请应当由能够承担相应法律责任的企业或者药品研制机构提出,境外申请人应当指定中国境内的企业法人办理相关注册事宜。为防止不怀好意者盗用他人之名提交申请,也出于对发生行政纠纷时的举证需要,所有申报资料均要求逐个封面加盖申请人或注册代理机构具有法律效力的公章,境内的申请人公章需至所在地公安分局进行备案,方具有法律效力。但域外各国对公章的要求不尽相同,除日本、韩国等亚洲国家外,多采用签字的形式进行溯源确认,《最高人民法院关于民事诉讼证据的若干规定》中明确,"当事人提供的公文书证系在中华人民共和国领域外形成的,该证据应当经所在国公证机关证明,或者履行中华人民共和国与该所在国订立的有关条约中规定的证明手续",故境外药监机构出具的药品上市销售证明、符合生产质量管理规范证明及允许药品变更的证明,均要求在所在国进行公证、认证。

C. 资料体例　除载体形式及签章公证的要求外,CDE发布的《药品注册申报资料格式体例与整理规范》还对申报资料的文字体例、纸张规格及装订方式等给出了详细的指导,其中规范多来源于对档案管理及监管利用需求的总结,属于非强制性建议。

在行政受理审查过程中,应按照上述要求对申请人所提交的申请资料进行形式上的确认,资料载体是否正确、资料份数是否足够、签章公证是否完整,以判断基本要求形式上的准确性。但实操中也确实遇到一些问题,如纸质形式载体占用较大存储空间,原件与复印件、纸质与电子资料存在差异,公证认证时间较长减缓药品上市进程等问题。前者可以通过电子申报解决物理存储空间及重复提交的资料差异性问题,后者可延长《关于调整疫情期间进口药品证明性文件提交时间和形式的通知》的时限范围,改串联为并联,要求申请人承诺相应公证认证原件于批准前一次性提交完整。

5.2.2.2　申请表信息填报准确

《行政许可法》中要求,"申请书需要采用格式文本的,行政机关应当向申请人提供行政许可申请书格式文本"。药品注册申请表(申请书)是对整个行政许可申请资料重点信息的抽提,申请表中填写的信息将被药品批准文件直接套用,如申请(变更)事项、药品及申请人信息等,并用于后续的统计和监管,申请表填报的准确性直接影响许可决定、统计数据和监管方向的准确性。所以,一直以来,对申请表中基础监管信息填报准确性的审查,都是药品注册行政受理审查的重中之重。

药品注册按照不同的行政许可子项,分别设置不同格式的申请表,虽各有侧重,但均包含声明、申请事项、药品情况、申请人及委托研究机构信息四部分内容。声明是指申请人需要作出的承诺，如承诺遵守法规、材料真实、数据来源合法等；申请事项包含行政许可事项、附加申请事项及药品注册分类等，前文中已做详细说明；药品情况包含药品名称、剂型规格、有效期、处方来源、标准、适应证、专利及原批准注册信息（已上市产品适用）等情况，《药品注册管理办法》颁布后，增加了前置检验、历次申请情况、沟通交流、参比制剂等相关信息的填写要求；申请人及委托研究机构信息包括药品注册申请人、生产企业（含境内外）、境外生产药品包装厂、境外生产药品分包装厂、境外生产药品注册代理机构及委托研究机构等。

以境外生产药品补充申请表为例，每次变更申请均涉及 34 项内容的填写，虽然可对照相应的填表说明进行填报，但是在填写过程中出错率依然偏高，据 2020 年不完全统计，申请表需补正的申请量，占所有需补正申请总量的 70%，究其原因涉及申请表填报内容过多、填表说明不够细化、填报系统提示性引导不足等。如补充申请表可仅填写声明、申请事项、本次需要变更的相关信息，其余信息如果确需保留应从信息系统中直接导入，无需申请人重复填写，减少人工填写差错率，节省人工审核成本；对于确需保留且出错率较高的项目，如处方来源、原批准注册信息等，监管机构应经常总结差错情形，通过信息公开或嵌入填报系统提示等方式，不定期的更新填表说明或给出错误示例，充分提示、引导准确填报。

5.2.2.3 证明性文件时效准确

证明性文件也是药品注册行政受理审查的重点。2018 年，《国务院办公厅关于做好证明事项清理工作的通知》（国办发〔2018〕47 号）颁布，要求各部门对本部门规章和规范性文件等设定的各类证明事项进行全面清理，对没有法律法规规定的证明事项一律取消，对可通过法定证照、书面告知承诺、政府部门核查、网络核验、合同凭证等办理的证明事项建议取消。随后，国家局先后发布了四批取消证明事项的公告，共计 128 项证明事项（涵盖国家局负责的所有行政许可事项）。目前，药品注册申请资料要求中仅剩 22 项证明事项，其中改为内部核查的 10 项，需由申请人自备的 12 项；需申请人自备的 12 项证明事项中，5 项属于商业或承诺性质的文件，2 项属于境外药监部门出具的文件，5 项可通过部门内部或部门间数据互联进一步实现内部核查，详见表 5-3。

表 5-3　药品注册证明事项一览表

序号	证明文件	适用事项	现行要求	改进意见
1	原辅包、药材或饮片或提取物、佐剂或生产用毒种或细胞机制，合法来源证明，供货协议、发票、授权使用书	国产药品或进口药品或港澳台医药产品注册审批	非官方文件，自备	——

序号	证明文件	适用事项	现行要求	改进意见
2	专利信息及证明文件，专利情况及其权属状态说明，及对他人专利不构成侵权的声明		非官方文件，自备	——
3	麻醉药品、精神药品研制立项批复文件		国家局出具，自备	实现内部核查
4	商标注册证		专利局出具，自备	实现部门间核查
5	合法登记证明，营业执照等		工商部门出具，自备	实现部门间核查
6	对照药来源证明		非官方文件，自备	——
7	生物等效性试验备案登记号、临床试验登记号、临床试验用质量标准		非官方文件，自备	——
8	三级医疗机构或省级以上疾病预防控制机构资质证明		卫生部门出具，自备	实现部门间核查
9	药物临床试验批件或临床试验通知书		不再要求申请人提交，改为内部核查	——
10	研究机构资质证明，GLP 批准证明及 GCP 备案证明			——
11	药械组合产品属性界定证明			——
12	审批意见通知件			——
13	暂停临床试验通知书			——
14	注销上市许可批准证明文件			——
15	有效期内的注册证、批件或登记状态证明			——
16	再注册受理通知单			——
17	生产许可证	国产药品注册审批	不再要求申请人提交，改为内部核查	——
18	小型微型企业上一年度企业所得税纳税申报表或有效统计表		税务或统计部门出具，自备	实现部门间核查
19	允许药品上市销售或变更证明文件	进口药品或港澳台医药产品注册审批	境外药监部门出具，自备	——
20	境外药品生产厂和包装厂符合 GMP 的证明文件			——
21	注册代理机构委托书		非官方文件，自备	——
22	补充申请受理通知单		不再要求申请人提交，改为内部核查	——

无需提交、改为内部核查的证明性文件并非无需获得，与自备提交的证明性文件一

样属于行政受理的审查范围，需通过书面、网络等形式，对其载明信息的准确性，是否在有效期内的时效性进行审查；内部核查一定程度上属于实质审查的范畴，在形式审查环节提前对证明性文件的真实性进行核实，可以提高实审环节的审批效率。

5.2.3 申请资料完整性审查

5.2.3.1 形式完整

申请资料形式上的完整性，是行政受理决定的三大必要条件之一。申请资料形式上符合规范性文件要求，完整、齐全的可予以受理；申报资料形式上不符合规范性文件要求，不完整、不齐全的不予受理或要求补正后再行提交。针对不同申请事项，国家局分别发布规范性文件明确申请资料项目形式（表5-4），但由于药品类别、适应证，甚至个药之间均存在差异，所适用的研究资料要求不尽相同，技术层面对完整性的定义不同，故规范性文件中大多仅列出最完整的资料项目形式要求，同时提示"应按要求的格式编号及项目顺序整理并提交申报资料，不适用的项目可合理缺项，且应标明不适用并说明理由"。

表5-4 药品注册申报资料形式内容一览表

申请事项		申报资料法规依据	申报资料形式内容
药物临床试验 & 药品上市许可	中药	国家药监局关于发布《中药注册分类及申报资料要求》的通告（2020年第68号）	行政文件和药品信息、概要、药学或药理毒理或临床研究资料
	化药	《国家药监局关于发布化学药品注册分类及申报资料要求的通告》（2020年第44号）	《M4：人用药物注册申请通用技术文档（CTD）》：行政文件和药品信息、通用技术文档总结、质量、非临床试验报告、临床研究报告和相关信息
	生物制品	《国家药监局关于发布生物制品注册分类及申报资料要求的通告》（2020年第43号）	
	诊断试剂		概要、主要研究信息汇总表、研究资料
一致性评价申请	口服固体制剂	《总局关于发布化学药品仿制药口服固体制剂质量和疗效一致性评价申报资料要求（试行）的通告》（2016年第120号）	概要、药学研究资料、体外评价、体内评价
	注射剂	国家药监局药审中心关于发布《化学药品注射剂仿制药质量和疗效一致性评价技术要求》等3个文件的通告（2020年第2号）	概要、药学研究资料、非临床研究资料、临床试验资料

申请事项		申报资料法规依据	申报资料形式内容
补充申请	中药	国家药监局关于发布《已上市中药变更事项及申报资料要求》的通告（2021年第19号）	药品注册证书及其附件的复印件、证明性文件、检查相关信息、立题目的和依据、修订的药品说明书样稿及详细修订说明、修订的药品标签样稿及详细修订说明、药学研究资料、药理毒理研究资料、临床研究资料、产品安全性相关资料综述
	化药	《国家药监局关于发布已上市化学药品变更事项及申报资料要求的通告》（2021年第15号）	药品批准证明文件及其附件的复印件、证明性文件、检查检验相关信息、修订的药品质量标准、生产工艺信息表、说明书、标签样稿及详细修订说明、药学研究资料、药理毒理研究资料、临床研究资料、国家药品监管部门规定的其他资料
	生物制品	《药品注册管理办法》（局令第28号）附件4	药品批准证明文件及其附件的复印件、证明性文件、修订的药品说明书样稿及详细修订说明、修订的药品标签样稿及详细修订说明、药学研究资料、药理毒理研究资料、临床试验
再注册申请		国家药监局药审中心关于发布《境外生产药品再注册申报程序、申报资料要求和形式审查内容》的通告（2020年第26号）	证明性文件，五年内在中国进口、销售情况的总结报告，药品进口销售五年内临床使用及不良反应情况的总结报告，应当在规定时限内完成药品批准证明文件和药品监管部门要求的研究工作提供工作总结报告，药品处方、生产工艺、质量标准和检验方法、直接接触药品的包装材料和容器、生产药品制剂所用原来药的供应商，在中国市场销售药品说明书和药品内外标签实样，药品生产国家或者地区药品管理机构批准的现行原文说明书及其中文译文

在受理、审评、审批三权分立时期，国家药品监管部门受理境外已批准的进口药注册申请，其药学、非临床、临床研究资料已获得境外药监部门的认可并获准上市，申报资料质量较高，基本满足技术指导原则的要求，直接认可其缺项说明的不批准风险较低。但集中受理之后，境内生产药品集中至国家药品监管部门统一受理，主要接收的申请由境外已批准的进口药转向国内外均未批准的国产药，且受理、审评、审批进一步融合，提高国内申报资料的质量，满足申报资料可评价、减少审评资料补充次数、提高申请获批率的需求，引导形式完整向立卷完整发展。

5.2.3.2 立卷完整

境内药品注册行政受理受《行政许可法》程序合法性的约束，5日内受理审查后进入审评环节，无法同美国FDA一样先通过60~74天的立卷审查同意受理后进入审评环节。

国家局对国内立卷审查方式进行过两种尝试：一是在行政受理 5 日时限内完成形式审查及立卷审查，如现行的医疗器械注册申请；二是行政受理后，从审评时限中抽出 45 日进行立卷审查，如 2020 版《药品注册管理办法》出台前的化学仿制药注册申请。

《医疗器械产品注册项目立卷审查要求（试行）》中明确，在受理环节按照立卷审查要求对相应申请的申报资料进行审查，对申报资料进入技术审评环节的完整性、合规性、一致性进行判断，不涉及产品安全性、有效性的评价；其立卷审查表包括基本审查问题、总体审查问题、适用的注册审查指导原则和强制性标准识别、立卷审查问题四部分内容，以"是""否""不适用"作为判断标准，任何问题回答"否"都会导致"立卷审查不通过"的决定。医疗器械的立卷审查建立在电子申报的基础上，由相应品种的审评员直接参与，以表格形式展现，问题明确、标准清晰，涉及审评部门单一（最多包括临床与生物统计部及审评部），相互关联性不强、能够独立作出审查决定，对短时间内完成任务分配及审查工作极为有利；但同时对电子申报系统，任务分配效率以及各部门间的相关度有着较强的依赖性，且无法在 5 日内抽出时间召开申请人介绍会议或立卷审查会议，不适用于复杂型创新产品。

集中受理后的药品注册立卷审查，主要试点范围为化学仿制药，以提高申报资料的质量和审评效率为目的，以评价申报资料的完整性和可评价性为手段，制定立卷审查技术标准及立卷自查及审查工作用表，包含品种综合信息、原研产品及参比制剂信息、产品研究信息、体外评价、生物等效性信息、其他等模块，分为重大缺陷和一般缺陷，任何重大缺陷将直接导致不予立卷，而一般缺陷积累到一定数量后也将导致不予立卷。化学仿制药的立卷审查在行政受理环节之后，由相应的审评部门直接负责，同样以表格形式展现，问题明确、标准清晰，由于试点范围较小，仅覆盖标准成熟的仿制药品，故只涉及化学药学审评、统计与临床药理学两个部门，如扩展到所有药品注册申请，将要协调业务管理、临床、药理毒理、合规等多个部门，需要项目经理或项目管理人的介入，无形中增加时间成本及协调成本。另外，《药品注册管理办法》及《国家药监局关于重新发布药品注册收费标准的公告》（2020 年第 75 号）中明确要求，药品注册申请受理后，需要申请人缴纳费用的，申请人应当按规定在 15 个工作日内缴纳费用，未在规定期限内缴纳费用的终止药品注册审评审批；且立卷不通过后没有退费的相关政策支持，申请人对取得立卷审查结论的积极性不高。

由此可知，国家局对于国内立卷审查方式的两种尝试皆具可取之处，又都存在局限性。一方面，药品较之医疗器械作用机制更为复杂、申请资料更为繁多，对时限和沟通的需求更高，对于复杂性较高的创新药，可以充分利用受理前沟通交流的时限优势和专业部门的参与，在沟通交流答复意见中明确达到立卷标准所需要补充完善的研究内容，并要求在行政受理完整性审查时予以把握。另一方面，境内法定程序要求不同于美国

FDA，不能对美国 FDA 的立卷审查程序和标准全盘接受，应结合境内实际情况，将常见药品注册申请（如仿制药、同名同方药、生物类似药等）立卷审查中的重大缺陷项，以"是""否""不适用"作为判断标准，纳入行政受理完整性审查要求中，而后通过人员的专业培训、轮换或者电子申报的同期审查，不断更新、完善、提高行政受理环节完整性的审查要求。

5.2.3.3 实质完整

实质研究内容的完整性，是保证上市药品安全、有效、质量可控的前提，属于技术审评的范畴，审评过程中可通过问询函或书面发补等方式，要求行政相对人对申报资料的实质完整性进行补充。定期梳理审评过程中的发补意见，汇总资料完整性的共性问题，动态纳入立卷完整性审查要点，也能在一定程度上为提高申报资料质量、缩短审评时限提供思路。

5.3 构建药品注册行政受理审查配套制度

5.3.1 政务公开制度

信息公开分为政府信息公开及政务公开。根据《中华人民共和国政府信息公开条例》中定义可知，政府信息公开是指，公开行政机关在履行职责过程中制作或者获取的，以一定形式记录、保持的信息，内涵和外延较之政务公开更为广泛，包括公开职责过程中所获取的信息，可涵盖政务公开。而政务公开主要指行政机关公开其行政事务，强调执法依据、管理程序、服务情况和办理结果，属于办事制度层面的公开[71]。受理属于办事制度层面的行政行为，故本研究中主要讨论政务公开制度的构建。

5.3.1.1 政务公开原则

《中华人民共和国政府信息公开条例》第五条规定指出，行政机关公开政府信息，应当遵循公正、公平、便民的原则，政务公开涵盖于政府信息公开中，理应遵循以上三大原则。公民具有知情权，建立政务公开制度是保障知情权的必然途径；但政务信息中可能涉及行政相对人的商业机密或者个人隐私，在权衡公开还是保密的过程中，需要遵循公正原则，把握政务公开的正当性价值取向，既最大化的满足公民知情权的要求，又能合法保护相对人的机密隐私，不打击市场积极性。政务公开的公平原则，强调政务公开的尺度不偏不倚，要求平等对待所有相对人，在选择信息公开的途径，把握依申请公开范围时应切实考虑公平原则，部分公开或是有针对性的公开，是否对不知情人员造成不公平的影响。随着政务公开的信息越来越多，不断更新的政策法规文件、涉及多环节多部门的事项要求在不同部门进行公开，及时准确地获取有效、全面的信息是政务公开便民性的根本体现，要求集中管理政务信息，统一服务平台，与中国政府网政府信息公开专栏数据联通，在保证对外声音统一的前提下遵循便民原则。

5.3.1.2 政务公开范围

各国政府奉行"以公开为原则，不公开为例外"的普遍理念，即除免予公开之外的所有信息均需公开，并以此指导政务公开范围的设定，主要包括：行政主体职责范围，含组织架构、人员信息等；政府文件，含行政法规、部门规章、规范性文件、政策解读、征求意见等；许可服务，含许可权力清单、办事指南、办理情况及结果等。《国家药品监督管理局政府信息公开指南》中明确主动公开及依申请公开两种形式，但由于依申请公开属于国家局综合司政务公开办的职责范围，非行政受理部门职能，本研究仅针对主动公开的政务公开范围进行讨论。

除主体职责范围及政府文件外，许可服务中要求公开的信息是行政受理环节政务公开的重点。《行政许可法》中明确要求，公开行政许可事项、依据、条件、数量、程序、期限、全部材料目录及申请书示范文本；除此之外国务院办公厅要求在办事指南中公开，办件类型、实施主体、行使层级、承诺或法定办结时限、收费标准、到办事现场次数、咨询方式、办理地点、办理时间、联系电话、结果样本、常见问题、错误示例、监督投诉方式等。结合国家药品监督管理局《政府信息公开指南》中许可权力清单、办事指南、办理情况等信息公开要求，整理药品注册行政受理政务公开基本目录，详见表5-5。

表5-5 药品注册行政受理政务公开基本目录

公开事项		公开内容
一级目录	二级目录	公开内容
职责范围	机构职责	部门主要职责、办公地点、办公时间、联系方式等
	内设机构	组织架构、工作人员等
政策法规	法律行政法规	相关法律法规、主席令、国务院令
	部门规章	局令
	规范性文件	国家局印发的规范性文件
	政策解读	法律法规、规章文件解读
	征求意见	公开征求意见的文件
工作动态	政府文件	行政受理相关的活动、会议或开展的重要工作等
	公告通告	行政受理相关的公告、通告、指导原则等
	共性问题	申报质量共性问题及其解答

公开事项		公开内容
一级目录	二级目录	
许可服务	许可权力清单	国家局权力清单、服务事项清单
	办事指南	国家局许可权力清单事项的基本信息（事项类型、办件类型、实施主体、行使层级、承诺或法定办结时限、收费标准、到办事现场次数、咨询方式、办理地址、办理时间、监督投诉方式）；办理材料目录（材料名称、材料填写样本、来源渠道、材料载体、材料必要性及详情）；设定依据；受理条件；办理流程；常见问题及错误示例等
	办理情况	国家局许可权力清单事项的受理结果，如受理号、受理日期、企业名称等

5.3.1.3 政务公开方式及时限

《中华人民共和国政府信息公开条例》明确可通过政府公报、网站、新闻发布会、报刊、广播、电视等传统方式进行公开，微信、微博等政务新媒体平台也日益盛行。但无论采用何种公开方式，都应以统一对外口径为基础，统一服务平台提高便民性，多种公开方式增加公平性，如果不同渠道得到的声音或解读不同，必将引起行政相对人或社会大众的困惑，导致沟通确认成本提高，进而影响工作效率甚至社会公信力。

《中华人民共和国政府信息公开条例》第十八条还指出，属于主动公开范围的政府信息，应自信息形成或者变更之日起 20 个工作日内及时公开，法律、法规另有规定的，从其规定；并在第四章依申请公开中要求健全信息公开工作考核制度、社会评议制度和责任追究制度，每年 3 月 31 日前公布本行政机关的信息公开工作年度报告。CDE 的《药品审评审批信息公开管理办法》则进一步压缩行政受理结果信息公开的时限，要求受理药品注册申请后 10 个工作日内对外公开；行政相对人对于自己提交的申请，可通过申报系统实时掌握受理进度及结果，10 个工作日只是对社会进行公开的时限。

5.3.2 容缺受理制度

容缺受理制度，是指对基本条件具备、主要申请材料齐全且符合法定形式，但次要申请材料有所缺陷的行政许可申请，经申请人作出书面承诺在规定时限内补齐后，由行政机关先行受理、审查的制度[72]。为切实解决行政审批过程中环节多、耗时长、效能低的问题，缩短办事时间、提高许可效率，响应简政放权、转变政府职能的号召，山东青岛首创容缺受理的审批方式，尝试对市重点项目试行"容缺受理、容缺审查、企业承诺、急事急办、特事特办"的审批模式，随后各地方各部门根据各自行政许可的特征纷纷制定相应的容缺制度文件和清单。

5.3.2.1 容缺受理原则

在容缺受理制度执行过程中，考虑最多的是合法性、合规性和公平性原则。

在合法性方面，行政机关作出的行政决定有效，建立在行政行为合法的前提下，《行政许可法》第二十六条规定指出，行政许可需要行政机关内设的多个机构办理的，该行政机关应当确定一个机构统一受理行政许可申请；依法由地方人民政府两个以上部门分别实施的，本级人民政府可以确定一个部门受理行政许可申请并转告有关部门分别提出意见后统一办理，或者组织有关部门联合办理、集中办理，为串联改并联的审评制度改革提供思路。第三十二条第（四）项规定指出，申请材料不齐全或者不符合法定形式的，应当当场或者在五日内一次告知申请人需要补正的全部内容，该条款要求容缺受理过程中，一次性告知需要补齐的材料要求，即便允许受理前暂缓提交受理后规定时限内补齐；第（五）项规定指出，申请事项属于本行政机关职权范围，申请材料齐全、符合法定形式的，或按要求提交补齐资料的，应当予以受理，但未要求必须在申报资料齐全后方予受理，故容缺受理不仅不违背法律规定，且可把《行政许可法》作为法律依据，响应"串改并"的改革思路。

在合规性方面，行政许可事项的申请资料要求多以部门规章、规范性文件形式发布，将容缺受理的规章依据与申请资料要求的规章依据，置于同一法律效力等级甚至更高等级，按照"上位法优先于下位法""新法优于旧法"和"特别法优于普通法"的原则，符合合规性要求。

在公平性方面，容缺受理制度执行过程中，如果缺乏明确的规范性文件要求和清单，容易造成自由裁量权过大，对不同行政许可人不同申请事项易产生不公平的影响，进而产生行政权力的滥用和对行政寻租的需求。

5.3.2.2 容缺受理范围

从容缺受理制度的定义可知，该制度的前提在于对申请材料的主次进行精准区分，可在相关制度文件中公开关键性申请材料及辅助性申请材料，也可只公布可延缓提交的申请材料清单，如容缺清单。

药品注册申请资料分为申请表、证明性文件、其他申请材料。申请表是整个申请的精华内容，须企业法人签字并盖章，代表申请的主体行为，不容或缺；证明性文件，允许疫情期间境外出具的证明文件公证、认证原件可在受理环节暂缓提交，并要求承诺审批结束前再行提交，这是药品注册行政许可对容缺受理的初尝试，可以进一步深入梳理；其他申请材料，依据《药品注册管理办法》附条件批准的规定，同意治疗严重危及生命及无有效治疗手段疾病的药品、公共卫生方面急需的药品、应对重大突发公共卫生事件急需的疫苗等，在提出上市许可申请前，通过沟通交流明确是否同意减免相关研究（如临床研究或试验资料），也可视为一种变化形式的容缺受理。

除需对申请资料的范围进行梳理外，还需对适用的申请事项、品种范围进行界定。首创容缺受理的审批方式时，仅针对重点项目急事急办、特事特办；为最大化利用监管资源，药品注册申请理应面向临床急需品种，可从纳入突破性治疗、附条件批准、特殊审批等程序的药品进行试点，加强监督拟定市场准入负面清单，逐步总结经验后拓宽适用事项、品种和文件范围。在要求、范围和清单的制定过程中，应该充分听取各相关方的意见，如采取专家论证、听证制度等多种途径广泛征求意见，引入社会共治的力量，增加透明度、拓宽参与面，以获得最大范围内的公平。

5.3.2.3 容缺受理程序

容缺受理最常见的正常程序：行政相对人提交容缺受理申请，并承诺在规定期限内补齐；行政机关根据容缺清单进行审查，对于符合容缺条件的出具《容缺受理通知书》，不符合容缺条件的出具《容缺受理补正材料通知书》；申请人在承诺时限内向行政机关补齐申请材料；行政机关作出行政许可决定，当然根据需求的不同，也可在补齐材料前做出行政许可决定。

针对作出容缺受理决定后，行政相对人无法在承诺期限内提交的情况，各地方各部门的规定不同：逾期不提交的，视为主动撤回或放弃申请；要求承诺在时限内撤回相关申请，造成的法律责任与相关损失与行政机关无关，逾期不撤回的，视为自行放弃申请；对于已作出行政许可决定的，行政机关依法撤销行政许可决定。

5.3.3 告知说明制度

5.3.3.1 决定告知制度

行政受理告知行为是指行政主体在行政受理过程中，通过法定程序将行政受理决定向行政相对人公开的一种程序性行为，其附属于行政受理行为，是行政许可法定程序中的一环，行政主体可根据具体情况采用最妥当的方式向行政相对人公开信息。

A.法律依据 《行政许可法》中规定，无需取得行政许可的、申请事项依法不属于本机关职权范围的、申请材料不齐全或不符合法定形式的，行政机关应当场或者在时限内一次性告知；逾期不告知的，自收到申请材料之日起即为受理，未履行告知义务或不一次性告知全部补正内容的应责令改正，情节严重的给予行政处分。行政受理过程中的告知是一项基本职责和义务，如果予以受理按时限要求进入下一行政许可环节，可跳过告知程序，默认同意受理；如果作出不予受理或补正决定但未履行告知义务的，损害行政相对人知情权，导致申请进程延误，则易引发行政复议或行政诉讼，应承担一定的法律责任。

B.告知形式 《行政许可法》中提及如果当能更正错误的应允许当场补更正，即鼓励在作出行政受理决定前，针对拟制行政行为的依据进行告知[73]，既能增加行政相对人的移情性体验，又能提高行政受理工作的效率。行政受理告知内容包括，行政受理的决定、作出决定的依据以及行政救济的途径。行政受理告知方式包括实际告知（如当面或电话告知）和推定告知（如邮寄文书告知）。推定告知可作为实际告知的一种补充手段，在无法通过实际告知方式送达时，采用推定告知的形式予以补充，但应在此过程中重视告知凭证的留存，避免出现"告知到达"举证困难的情况。也可通过信息化手段进行网络申报系统或短信推送，并要求发送已读取回执。

C. 瑕疵救济　告知行为的瑕疵中包括没有告知、告知对象错误及违反程序告知三种情况[74]。没有告知属于不作为行政行为，按照《行政许可法》的要求，应自接收材料之日起视为受理。违反程序告知，最常见的应为逾期或超期告知，处理方式应同没有告知。告知对象错误分为两种情形，一是没有将行政许可决定告知所有行政相对人，如药品注册行政许可联合申报事项中涉及多个申请人，只通知了其中一个或几个，或者未能一次性告知所有补正意见；二是将行政许可决定告知申请人之外的相对人，如药品上市许可申请中，通知了生产企业而非上市许可申请人，或文书寄送错误等，行政受理行为将不产生效力。

当遇到告知行为瑕疵时，行政相对人可通过行政复议或行政诉讼等方式寻求救济，如药品注册《不予受理通知书》中提及，如不服本决定，可以依法向国家药品监督管理局提出行政复议，或者向北京市第一中级人民法院提起行政诉讼。行政复议和行政诉讼的时间过长，还应通过增设反馈渠道等内部监督机制，最大程度的减少告知行为瑕疵的发生。

5.3.3.2 说明理由制度

行政受理说明理由是指，当行政主体作出不予受理、补正等，可能对行政相对人权益产生不利影响的行政受理决定时，应向行政相对人说明作出决定的合法性或正当性理由。说明理由的行为，给予行政相对人陈诉意见的机会，交换对法规条款的理解，提高行政相对人的参与度和认可感，并可在沟通中快速识别问题所在，寻求高效的解决办法。在药品注册行政受理过程中，说明理由在日常工作中占据非常重要的位置，可与形式审查工作比肩甚至更为重要，是行政受理服务质量的集中体现，说明理由制度的构建尤为重要。

A. 法律依据　《行政许可法》中规定，未依法说明不受理行政许可申请理由的应责令改正，情节严重的给予行政处分。该条款中的不受理包括狭义的不受理和广义的不受理：狭义的不受理指不需要行政许可或申请事项不属于本行政机关职权范围、法律法规中规定的其他不予受理的情形（如药品注册证书有效期届满后提出的再注册申请不予受理），药品注册申请中遇到的此情形较少，狭义的不受理说明理由更多的是为了减缓矛盾、降低抵触情绪；广义的不受理，包括狭义的不受理和要求补充资料后再予受理的情形，后者较为常见，简称补正行为，是行政相对人普遍认为的不受理行为，广义的不受理说明理由更多是为了帮助行政相对人尽快补齐资料，减少补正次数。

B. 理由内涵　作出不受理决定的理由，通常分为合法性理由和合理性理由。不予受理决定，是对行政相对人请求权和参与权的拒绝，直接影响其申请设定、变更、消灭或确定关系的权力，其理由必须是法律法规、部门规章、规范性文件中明确不予受理的情形，如药品注册证书有效期届满后提出的再注册申请，除不可抗力情形外将不予受理，行政相对人如不愿放弃此药品注册证书，则必须通过再次提交药品上市许可申请取得上市销售资格，对行政相对人的影响较大，不容许掺杂个人自由裁量的因素。

补正决定，当以合法性理由为主，药品注册行政许可的申请资料完整性及法定形式要求等方面的规范性文件较为明确，且不容易存在争议；最易在申请事项审查上产生理解差异或形成模糊地带，规范性文件无法对所有的细分申请事项给出事无巨细的规定，但日常行政受理工作中遇到的问题层出不穷、诉求千差万别，如是否允许跨境委托生产、能否允许多家上市许可持有人、对注册分类定义的理解不同等，合法性依据无法完全覆盖，需要根据政策发展、公共利益需求等给出合理性理由。"法无禁止即可为"适用于市场民众，而"法无授权不可为"适用于政府机关。当遇到此类需要通过说明合理性理由来缓解矛盾的问题时，应充分讨论、及时上报，个案个办、同案同办。

C. 瑕疵救济　行政受理说明理由的瑕疵体现在不说明理由和说明理由错误等情形，属于行政程序上的瑕疵，虽一般不会对行政受理决定的效力产生影响，而且多数情况下可以通过事后说明进行补救，但无论何种瑕疵、是否可以补救，都将影响行政受理服务质量的可靠性、响应性和保证性，除非法律法规中明确规定可以不用说明理由。说明理由的沟通效果，与行政主体沟通交流能力及行政相对人对法规的熟悉理解程度息息相关，药品注册专业性较强，仅靠说明理由时段的短期沟通交流难以达到普式化的培训效果，应强化对内沟通交流培训、对外申报要求培训，减少在说明理由过程中造成的行政资源浪费。

5.3.4　监督考核机制

5.3.4.1　以行政回避为基础

行政回避制度，是指行政人以行政机关的名义行使行政职权过程中，因其与所处理的行政事务有利害关系，为确保行政行为、结果的公正性，通过主动申请或组织要求等形式，终止其职务并由他人代理的制度。《公务员回避规定》中明确，公务员回避包括任职回避、地域回避和公务回避，可为以行政机关的名义行使行政职权的其他身份行政人的回避提供思路，其中任职回避和公务回避在具体行业监管部门中较为常见。任职回避指行政职权人不能担任和自己亲属存在密切联系的职务，如不得在配偶、子女及其配偶经营的企业、盈利型组织的行业监管或者主管部门担任领导成员，即药品注册相关监管部门领导成员，配偶、子女及其配偶不得经营药品行业相关企业或盈利型组织。公务回避指行政职权人在行使职权过程中的回避，对于涉及本人或与本人具有亲属关系人员利害关系的行政行为，应当回避，如药品注册申请中的品种涉及亲属利益关系的应主动回避，涉及朋友、同学等利益关系的鼓励回避。

行政回避制度是行政公正原则的必然要求，以行政回避制度为监督基础，方可保障监督考核机制的公正性。排除影响行政公正的客观原因后，行政相对人将更容易认同获得的行政受理决定，认可行政机关服务质量的可靠性；而行使行政职权的行政人也可以避免陷入关系网的牵绊中，放手大胆的落实行政公正原则。对外执行行政回避制度，与政务信息公开相结合，公开行政人信息，接受社会监督，减少外部服务质量评价中的不公正因素；对内执行行政回避制度，与绩效考核、职位升迁挂钩，内部充分公示，接受组织监督，减少内部监督考核过程中的不公正因素。

5.3.4.2　以"好差评"为标准

为全面推进服务型政府建设，及时准确的了解群众对政务服务的感受和需求，优化营商环境，提高政务工作效能，2019年12月出台了《国务院办公厅关于建立政务服务"好差评"制度提高政务服务水平的意见》，要求通过现场服务"一次一评"、网上服务"一事一评"、社会各界"综合点评"、政府部门"监督查评"等方式，拓宽服务评价渠道，强化差评整改、加强数据分析、健全奖惩机制、公开评价信息，用好服务评价结果。

现场服务的"一次一评"，通常参考Likert的"五点量表""非常满意""满意""基本满意""不满意""非常不满意"进行服务质量的满意度评分，是群众接受政务服务时最直观的评价。网上服务的"一事一评"，由群众自愿填写，可对受理条件清晰度、资料清单完整性、办理时限确定性、办事程序便利性等进行评价，填写的内容应适中，利于长期的评价数据收集。

社会各界的"综合评价"：国家市场监督管理总局、国家标准化管理委员会2020年底发布了《政务服务评价工作指南》，明确综合点评包括服务体系完备度、政务服务透明性、群众办事便利度及服务体验满意度四个方面，要求在政务服务现场或网络政务大厅提供评价表格，长期坚持、随时接受社会监督。

政府部门的"监督查评"：可不定期的针对新出台的政策、群众关切的问题开展调查，并将结果作为政务服务质量的改进依据；或定期组织第三方对政务服务开展评估，并将评价数据分析、查评整改情况、评价信息公开等作为评估的重点指标。

公众满意是服务型政府的必然要求，以"好差评"为监督途径，方可保障监督考核方向的可靠性。一方面，"好差评"可以体现服务对象的切实需求，可增加群众、社会在政务服务优化中的参与感，使其意见得以充分表达，使社会共治、外部监督的力量充分发挥，正确引导政务服务的工作方向；另一方面，通过"好差评"结果的大数据分析，可以快速找到群众关心的重点、难点、堵点，将有限的监管资源精准应用其中，快速响应、提高整改效率及需求响应度。

5.3.4.3 以绩效考核为路径

绩效考核起源于英国的文官（公务员）制度，系指对照工作目标和绩效标准，采用科学的考核方式，评定员工的工作任务完成情况、工作职责履行程度和发展状况，并将评定结果反馈给员工，同时判断绩效奖惩与职位升降的过程[75]。

绩效考核是一个 PDCA 循环的过程，包括绩效目标制定、绩效计划实施、考核结果反馈和工作质量改进。绩效目标制定，明确绩效管理的目标为监督考核提供方向，药品注册行政受理根据服务群体（行政相对人、监管机构、社会公众）的不同需求，可将总体目标定位于公开透明、公平便民、合法合规、高效节能、健康安全、用药可及；但各层级工作人员的工作内容不同，工作完成情况的考核标准不同，目标制定时应体现层次性，并将定性和定量相结合。绩效计划实施，在绩效目标的基础上，制定完备的计划并加以实施，如绩效指标化，综合考量工作完成量、差错率、满意度；利用系统平台完成绩效数据的收集，以客观数据为主，主观评价为辅，日常评价为主，年度评价为辅，提高响应度和公信力。考核结果反馈，绩效考核程序是个整体的闭环，通过将考核结果反馈给工作人员，明确与奖惩和升降挂钩，才能起到双向激励的作用；同时将考核结果反馈到目标制定和实施阶段，可对下一轮绩效管理提出改进建议。工作质量改进，绩效考核的最终目标在于提高工作质量，通过绩效对员工实现双向激励效果，进而提高个人的工作质量；对于组织发展而言，可通过绩效考核结果的整体分析，发现共性问题，有针对性地进行整改、及时纠偏。

绩效考核是新公共管理的必然要求，以相对人的服务需求为目标，以"好差评"反馈及政务服务的高效要求为标准，以不断改进的 PDCA 循环为路径，方可保证监督考核机制的有效运转。国内药品注册行政受理问卷调查研究中，发现响应性在服务质量评价指标中的比重最大，而用好绩效考核则是提升响应性最快捷的方法。

第六章

药品注册行政
受理审查流程
之改造思路

20 世纪 90 年代，在通用电气公司总裁杰克·韦尔奇"无界限组织"的概念基础上，美国学者拉塞尔·M·林登提出了"无缝隙组织"的概念，进而形成"无缝隙政府"理论，认为其较"无界限"更具渗透性。林登提出的"无缝隙政府"，以顾客、结果为价值导向，以围绕结果进行组织、并联代替串联、提前反馈服务结果、源头处一次性获取信息、加强多面手与顾客的沟通、确保"主要序列"持续流动、先改造再行自动化为基本原则，以描述现存流程、逆向进行改革、设定扩展目标、从一张白纸开始为再造路径，展示了政府公共服务的理想供给模式，即行政相对人可通过"一窗式"接触或"不见面"审批，得到申请事项涉及所有问题的有效答复，涉及所有环节的跨部门高效办理[10]。

社会生产力在从工匠的小作坊生产，到以劳动分工为基础的大规模生产的发展过程中飞速提升，同时也带来了横向通才向纵向专才的转变；随着服务型政府改革的不断深入，信息爆炸时代的公众需求从制式化向个性化发展，原有的大规模生产向定制化生产模式靠拢，层级化、条块化的官僚科层式政府组织逐渐显露出职能割裂、机构臃肿、效率低下等弊端。为此，自 21 世纪初，国内已有不少地方政府引入"无缝隙政府"理论指导政务服务，如领头羊——浙江省玉环县实施的全程办事代理制，以"无缝隙政府"打破传统的官僚制行政模式，以"跨职能团队"培养通才型公务人员提供一步到位的服务，以"自我管理"和信息化技术为保障支持，实现政务服务流程上的再造并取得了较好的改革成效[76]。

实现药品注册行政受理与行政相对人之间的无缝连接，制度保障是根本，重塑流程是关键，本研究从"无缝隙政府"的价值取向出发，结合再造的基本原则，按照描述现存流程、逆向进行改革、设定延伸目标以及从一张白纸开始四大步骤，对药品注册行政受理的审查流程进行梳理，以期为提高服务质量的响应性和可靠性等方面，提供改造思路。

6.1 描述现存流程

6.1.1 现存受理审查流程

CDE 的行政受理工作共分为资料签收、任务分配、受理审查和资料移交四个较大步骤以及十七个细分步骤，详见图 3-2。资料签收和资料流转不占用行政受理的 5 日时限：无特殊原因通常当日完成资料签收，如遇共两箱资料仅到达一箱或未提交申请表等情形，则视为资料未齐，延缓签收，申请以签收之后第二日起开始计时，但完整资料到达的等候时间过长，或者到达后未及时签收，将影响行政相对人的响应性体验；资料流转与技术审评时间重合，不占用申请人等候受理决定的时间，但流转时间过长必然影响后续流程的工作实效性及服务质量的可靠性体验，如药物临床试验审评审批共 60 日，花费 10 日以上进行资料移交则视为严重不合理。任务分配和受理审查两个环节涵盖在行政受理的 5 日时限内：任务分配到组 1 天，任务分配到人 1 天；受理审查按照先来后到的顺序排队处理，约 1~3 天，其中包括等待排队、数据库查询、形式审查、疑难问题初步讨论、与行政相对人沟通、受理决定及受理文书发放等步骤；如遇到需要跨部门会议讨论或上报请示的受理问题，则需要花费更长的时间。

现存受理审查流程虽完整且细致，纳入了可能遇到的所有细分环节，有利于各环节操作规范的制定及风险点的排查，但对于服务对象——行政相对人的响应性要求较难满足，一个申请最快需要到第 3 日才能完成处理，一般在第 5 日才能作出受理决定，往往在 5 日之后才能真正收到邮政快递寄送的受理文书，战线拉得过长。对于行政相对人而言，等候受理决定的过程中容易产生焦虑的等待心理，电话或书面反馈的方式也增加辩护和解释说明的难度，从而产生较差的沟通效果；对于行政机关而言，时间战线拖得越长，发现问题缘由的可能性就越低，弥补瑕疵占有的主动性就越弱。如接到申请人反馈称邮寄的申报资料一直未收到受理决定，如果是前一日寄到的资料仅需找邮件接收人、入库人员核实即可快速解决，但如果是一个月前寄到的资料，快递人员、库房位置、系统信息均发生更新难以找寻，且工作时限已满，一旦涉及期间法规变动，容易造成无法预期的困境和损失。

6.1.2　明确增值"主要序列"

为了压缩时限，林登将政府工作流程中的各步骤，分为增值步骤和非增值步骤两类：增值步骤，能为行政相对人增加价值的步骤，行政相对人愿意为此支付成本，如更快地将决定送达到行政相对人手中，或提供准确的实时信息；非增值步骤，不能为行政相对人增加价值的步骤，行政相对人不愿意为此支付成本，如部门间的互相推诿，返工和检查等[10]。现在需要做的是通过"行政相对人是否愿意为此支付成本"的标准来确认增值步骤，并将其纳入工作流程的"主要序列"中，将非增值步骤从"主要序列"中剔除或分离出来。

行政相对人关心的是提交资料后能否及时取得行政受理文书，其他过程相对不关注，仅愿为快速获取行政受理文书而买单。资料签收单据作为申请资料的接收凭证，对在时限内作出行政受理决定起到监督和举证的作用，属于增值步骤，予以保留；受理审查可在源头上为行政许可申请合法、合规完成审批程序进行把关，避免行政相对人采取错误的申报路径或提交不齐全的申报材料，对规避不批准风险具有一定的前瞻性帮助，属于增值步骤，予以保留；任务分配和资料移交等内部程序，只要不影响行政相对人利益，如分配给负面利益相关人处理、拖延移交时间不进行后续处理等，行政相对人将不愿意为此买单，属于非增值步骤。而资料签收步骤中的登记任务属于内部管理需要，在系统建设完备的情况下可以剔除，受理审查步骤中的受理问题、会议讨论、请示上报、复核审核等细分步骤并非针对所有品种，故均归入为非增值步骤中。将非增值步骤从主要序列中移走，对其进行离线操作，不影响主线的平稳运转，形成简化后的药品注册行政受理主要序列流程图，详见图6-1。

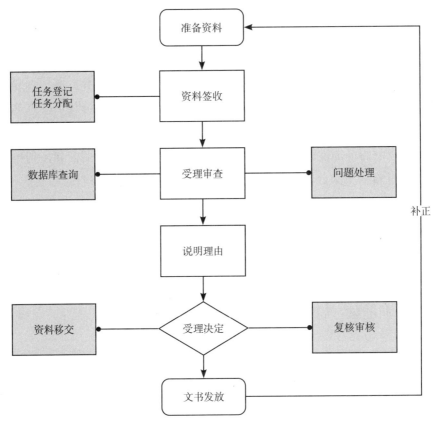

图 6-1　药品注册行政受理主要序列流程图

注：灰色方框表示"非增值步骤"。

6.1.3　找出"串改并"路径

2020版《药品注册管理办法》修订最大的亮点在于注册申请审评审批"串联"改"并联"，原省局初审、现场考核、抽样检验后进入审评审批环节，改为受理后40日内组织现场考核、抽样检验，同时在审评时限内完成通用名称核准和非处方药适宜性审查等工作，鼓励行政相对人在申报注册前完成注册检验，不占用上市许可申请的审查时限，严格按照法定时限进行审评审批，加快药品进入市场的进程。虽然，较之审评审批时限而言，行政受理的 5 日时限几乎可以忽略不计，但是也有不少注册申请因立项时对政策了解不到位，或是立项后政策要求发生变动，而在此环节卡上数月甚至跨年的情况，如申报前未完成沟通交流的新药，选用的参比制剂无法进入化学仿制药参比制剂目录，原辅包登记资料不齐全，相关政策法规未覆盖等情形，所以"串联"改"并联"，在药品注册行政受理环节也颇为重要。

A. 普遍品种适用步骤　任务登记、任务分配等内部管理工作，可通过现场签收资料后直接进入受理审查环节，当场作出受理决定，省略任务登记或分配的步骤；也可通过系统信息化实现，设定任务登记原则及分配规则，实现自动统计、分配，完成邮件签收的同时即刻完成登记或分配。数据库查询是受理审查环节中较为重要的工作，如核实该品种是否重复申报、申请表填写内容是否准确、所提交证明性文件是否真实等等，如果通过网络共享信息核验，在行政相对人网上填报时可予以提示或自动导出相关信息，既能降低行政相对人整理资料时差错率，又能提高行政受理环节的审查效率，大大减少要求修改时产生的沟通冲突和时间成本，如中药品种的补充申请。资料移交分为电子任务移交和纸质资料移交，电子任务可通过系统实现实时推送，较为占用时间的为纸质资料移交，但此类程序可通过内部制度加以监督，无需行政相对人买单，且在全面推广电子提交或 eCTD 通用电子文档模式之后同电子任务一样，实现实时推送。

B. 个别品种适用步骤　最需要实现"串联"改"并联"，最影响受理效能的步骤在于"疑难受理问题处理"，此步骤仅适用于个别品种，但在药品注册政策调整的高频期，遇到疑难受理问题和政策解读问题的几率升高，极大地影响了行政受理的进度及行政相对人的政务体验。由于药品研发周期较长，要求行政相对人在立项时对政策走向有准确的把握，在研发过程中对政策变动有足够的参与，在申报过程中对政策要求有清晰的认识，能够提前识别问题所在，在研发期间通过"咨询函""沟通交流""会议讨论"等形式先于确认再行申报，真正实现问题处理步骤的"串改并"，而非等申请资料提交后，由行政机关通过内部讨论、请示、行文等途径解决，既延长了行政受理的等候时间，又增加了研发成本沉没的风险。行政机关只有做到政务信息公开、及时有效答复，才能为行政相对人的准确决策提供方向，为合理引导研发方向、减少后续纠纷提供帮助；受理过程中遇到的疑难问题，也应遵循"从全""从快"的处理原则，积极反馈、主动解决，并做好说明理由沟通工作。组长复核、负责人审核，为减少多次补正、避免不合法的不予受理情形而设置，属于受理决定的并行步骤，不占用行政相对人时限。

C. 主要序列"串改并"　提交注册申请前解决大部分疑难问题，网上填报时实现数据自动导入、填报错误实时提示，接收申请时实现系统自动登记、分配，可以极大程度的提高"一次性受理"的几率，将"资料签收"和"受理审查"两个主要增值步骤合二为一，而针对同意受理的品种无需经过"说明理由"的步骤，直接由网上填报系统实时发放行政受理文书，实现"一步到位"、准确送达，原本需要 5 日完成的工作，可缩短至一小时甚至半小时完成。同时，容缺受理制度也可为受理审查环节的"串改并"提供方向，缩短注册申请在前期准备资料及受理环节补正所花费的时间。

6.2 逆向进行改革

6.2.1 围绕结果进行组织

林登提出的"从最后着手，逆方向进行改革"，实质上是指围绕结果进行组织和流程的改革，而对于无具体产品的政务服务而言，满足顾客的需求和期望即为最终的结果。虽然政务服务的顾客与商业服务的顾客不同，面向行政相对人、监管机构和社会公众三大服务群体，不同群体对服务的需求和期望不尽相同（图4-4），但也有重合之处，如药品注册申请过程中，所有服务群体均希望安全、有效、质量可控的药品尽快地进入市场，尤其是急需品种，为公众的健康安全保驾护航。

在此服务导向的终极结果要求下，行政受理的目标不再是孤立的保证申请尽快受理，而需从申请能否合法、合规、顺利地得到批准为目标进行综合考虑。当然在保证公平性的同时，行政受理环节还可引入分类鉴别的概念，区分常规品种和急需品种，对于同意优先审评或附条件批准或突破性治疗的品种，开通绿色通道、优先办理，或在容缺受理清单中给予政策优惠支持。

6.2.2 加强多面手的培养

围绕结果而非职能进行组织。不同职能分工的人员一起工作，容易把重心放在具体的职能工作中，无暇关心组织的整体目标，不考虑最终结果也无法对结果负责。政务改革首问负责制，则要求行政受理窗口从单一职能机构，向综合统筹协调各职能团队的位置转变。作为国家局药品注册的对外窗口，行政相对人理所应当的认为受理窗口可解决国家局职权范围内的所有关于药品注册的问题，时常接到技术审评、现场核查、注册检验、行政审批等各类问题；而站在行政相对人的角度，完成一项行政许可需要接触的人越多，不满意感产生的概率就越大，如果仅需与代表整个行政许可过程的代理人联系，并获得准确有效的回应，可大大提高服务满意度及获得感。

为此，行政受理窗口单位多面手的培养尤为重要，作为统筹协调的纽带式岗位，不仅需要了解各个步骤的基本要求，还需与各职能部门建立长期合作关系，得到足够的放权，才能对组织的整体目标负责（如审批完成率）。除了对多面手个体的培养外，还需建立跨职能的团队支持其统一对外的工作，先从部门内部开始，整合行政受理和项目管理；进而扩展至部门间，协调药学、药理毒理、临床、统计等各审评部门；而后寻求药品注册其他相关单位的合作，如药典委员会、中国食品药品检定研究院、药品审核查验中心、药品评价中心等。

6.2.3　提前反馈服务结果

多面手在协调内部跨职能部门的基础上，更应加强与行政相对人的沟通，一方面深度参与产品项目的研发，了解行政相对人的真实述求；另一方面提前反馈可能产生的结果，让行政相对人可以对立项决策进行初判。例如，在 2007 版《药品注册管理办法》实施期间，曾有境内代理商通过沟通交流结论得知，某进口品种可以在技术上豁免临床试验，便以可直接申请上市许可的高价收购该品种，直至提交申请时，才发现《药品注册管理办法》中明确进口品种，在程序上需要经过两报两批方可入市，此情形属于前期初判失误。

通过政务公开，将行政受理或行政许可所需形式要求、政策要求、程序要求、技术要求实时对外传达给行政相对人；加强多面手与行政相对人的沟通交流，包括面对面沟通、电话沟通、网络沟通、会议沟通等形式，使其对政策解读有清醒的认识，对政策走向有准确的判断。早期参与、政策宣贯、深入引导、及时指导，将可能产生的行政许可结果提前反馈、及时反馈，而非等到顺序的相关点上才能获得，避免行政相对人的错误预期，进而减少后续的争议和纠纷。

6.3　设定延伸目标

6.3.1　设置合理的扩展性目标

安全、有效、质量可控的药品尽快地进入市场是药品注册行政许可的终极目标，但此服务目标范围较为宽泛且模糊，属于宏观上的长期目标；而从当前顾客的主要需求和不满意入手，可设定微观上的短期目标，如，从药品注册行政受理服务质量调研结果可知，被调查人普遍认为响应性对服务质量的影响比重最大，且其原有预期值与实际感知值存在统计学上的差距，可见响应性是顾客目前最急迫的需求，具有改革的重要性和必要性。响应性，是指帮助顾客并及时提供服务的意愿，如告知提供服务的准确时间，及时提供服务，不会因为太忙而无法立刻提供服务等[70]，不难看出压缩工作时限，对行政相对人的诉求作出快速反馈，是短期药品注册行政受理流程改造的方向。

找到改革的短期重点方向之后，可通过"标杆"的力量设定扩展性目标。所谓"标杆"系指"以业界龙头为标准，不断衡量产品、服务和实践的过程"，也可使用自身最佳的表现作为"内在标杆"提供参考。例如，可设定受理审查时限缩短40%，从第5日提前至第3日完成，属于在现有流程下"跳一跳""够一够"便可以达到的目标，不能激起相关部门对流程改造的迫切需求，但办事人员的工作强度增长幅度较大，改进效果不容易维持；如果参考政务服务龙头标准——现场即时审结，从5日缩短至30分钟，使90%的行政受理业务在30分钟内完成办理，则倒逼相关部门打破原有的界限和固有思维方式，整合资源改造组织、改造流程、改造系统，通过组织保障在改革目标达成的同时，降低办事人员的工作强度、提高办事人员的工作效率，使改革效果得以长期固化。从内涵定位可知，行政受理主要涉及受理审查、规范性文件制定、行政指导三方面的工作，响应性的扩展性目标可从此三方面完成设定。

6.3.2 源头处一次性获取信息

药品作为涉及公众生命安全的特殊商品，遵循"四个最严"的监管理念，要求实现药品全生命周期无缝监管，而药品注册行政受理作为药品监管的第一道防线，有义务搜集研制过程中的第一手数据，并加以分析、留存，为后续监管提供数据支持。针对同一行政许可事项，行政相对人在不同的部门多次填写信息，在影响服务体验的同时容易增加信息传递的差错率，因此行政机关需要增设更多的人力审核填写的准确性。由此可知，从源头处一次性获取信息对行政许可双方来说都非常重要。从源头处一次性获取的信息包含两方面：一次性获取行政相对人的信息，一次性获取所申报产品的信息。

A. 一次性获取行政相对人的信息　同一行政相对人的名称、地址、统一社会信用代码等信息在短时间不会发生变化，源头处登记一次即可，无需在不同产品注册申请表中反复填写。如国家局网上办事大厅，通过统一社会信用代码实名认证，注册账户时要求填写法人企业相关基础信息，而在后续的注册申请网上申请表填写过程中，应尽量避免重复的信息反复要求填写的情况，保证信息的准确性，若确需修改可通过基础信息的修改，一次性完成所涉及注册申请中相关信息的统一修改。

B. 一次性获取所申报产品的信息　一个药品通常要经历药物临床试验、药品上市许可、变更及再注册等申请阶段，除了药物临床试验期间变数较大外，药品上市许可后的药品信息较为稳定，可通过源头上一次性获取的药品信息，结合已批准的信息，免除行政相对人反复填写的烦恼。如药品上市许可持有人主体变更申请，行政相对人同时转让几十个，甚至上百个品种，出于管理需要，要求一事一办，每个品种须分别准备申报资料，光是填写申请表就要花费大量的时间且极易出错，若能从源头处获取、导入其他必要信息，则仅需填写变更事项和批准文号；又如提交药品上市许可申请，需填写注册用的药品注册申请表，核查用的药品研制情况信息表、药品生产情况信息表、药品注册临床试验研究信息表，以及检验用的药品注册检验申请表，其中重复的信息（如药品名称、剂型等）应从源头上一次性统一获取，减少重复劳动。在申报资料方面，eCTD 可实现文档的全生命周期管理，可对已批准的文档进行标记，行政相对人仅需提交修改的文档，而行政机关也仅需对修改的文档进行审核，此方式将大大减轻行政相对人整理和行政机关审核的负担。

6.3.3 纵向延伸统筹行政审批

2021 年，政府工作报告中强调，要进一步放宽市场准入，大力推进涉企审批减环节、减材料、减时限、减费用。为此，各地、各部门纷纷将程序简便、申报材料齐全、符合法定形式的行政许可事项，由"承诺件"转为"即办件"，即从承诺在规定时限内办结转为即收即办。至今为止，药品注册申请事项仍均属于承诺件，即承诺在规定时限内办理，如行政审批类变更申请需要经过 20 个工作日的时限方可完成审批。

可整体梳理程序简便的行政许可事项，针对无需技术审评及现场审核的申请事项，如药品上市许可持有人主体变更、使用药品商品名等变更事项，甚至境外生产药品的再注册申请，统一行政受理和行政审批标准，设立拓展性目标，如已受理申请达到 99% 的批准率；而后，纵向融合两个环节，通过减环节、减时限，实现"承诺件"向"即办件"的转变，打破"前店后厂"的困窘模式，提高政务服务的响应性和可靠性。

6.4 从一张白纸开始

6.4.1 从白纸规划

1993 年，美国学者哈默和尚皮将商业再造简短定义为"从头来过"，认为"在我们的组织和思想中，对于该做什么和不该做什么是如此的根深蒂固，因此不得不采取极端的措施，从头来过"[10]。由于政令依据的稳定性，各利益集团的制约性，政务流程的改造无法像商业流程一样，采用"从头来过"的再造模式，而常以不断改善、持续跟进的长期渐进式再造改革形式存在[77]，但不可否认，从一张白纸开始的终极改造方向能为长期坚持的改革提供方向性的指导。

从现存药品注册行政受理审查流程可以看出，重点时耗集中在主要序列上的"受理审查"和"说明理由"两个步骤。但受理审查属于事后监管的范畴，即行政相对人完成申报资料准备后，由行政受理工作人员对其申报资料的事项合法（合规）性、形式准确性、资料完整性进行审查，一旦发现需要整改的内容，则势必启动"说明理由"的步骤，开始"讨价还价"的双方博弈，工作效率及服务质量必然受到影响，构建药品注册行政受理的"白纸"流程（从一张白纸开始设计的流程）时，应着重考虑，详见图6-2。

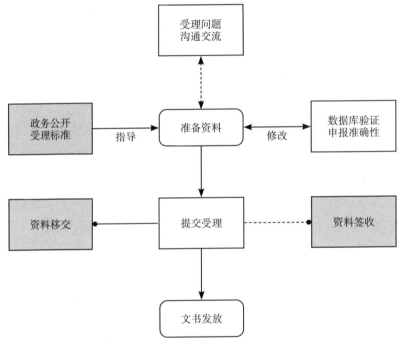

图6-2　药品注册行政受理"白纸"流程

注：灰色方框表示"非增值步骤"。

与现存药品注册行政受理的17个细分步骤（图3-2）相比，重构后的"白纸"流程简化为6个细分步骤。与主要序列流程（图6-1）相比，"白纸"流程将最耗时的"问题处理"和"受理审查"步骤移至准备资料环节，通过沟通交流和数据库自动比对验证，实现事前引导、并联办理，提示行政相对人在填报初期进行修正，确保提交时申请材料的准确性；达成提交申请后即可一次性受理的目标后，可将"资料签收"排除在"增值步骤"外，同时省略补正决定前的"说明理由"步骤。

6.4.2 自动化支持

虽然"大数据""区块链"等自动化功能的优势日益凸显，但自动化却不是最初的关键性步骤。自动化按照既定的流程和规则进行工作，在重新涉及流程之前，自动化起到的作用有限；但当流程再造、规则重塑得以证实其准确性之后，实施自动化将极大地提高工作效率，否则使用错误的流程和规则，将与正确的方向相去更远。

数据库验证的工作，在均未实现数据共享、自动验证之别，由行政相对人自行检查、行政受理人员人工审查；当可以实现数据库完整共享时，将准确的人工审查标准转化为自动化系统验证标准，方可真正通过自动化起到减环节、减时限的作用。当自动化将行政受理人员从重复的审查、校对工作中解放出来之后，工作重点将转向研究政策、培训学习、加强沟通、深度参与、优化服务质量，并通过解冻、完善、再冻结的改革步骤，不断完善自动化的流程和规则建设，使其与政策方向、人工审查要求保持高度的统一。

参考文献

［1］室井力．日本现代行政法［M］．吴微，译．北京：中国政法大学出版社，1995.

［2］盐野宏．行政法［M］．杨建顺，译．北京：法律出版社，2001.

［3］田中二郎．行政法总论［M］．日本：有斐阁，1957.

［4］杨生．行政受理行为初论［J］．行政法学研究，2000（4）：16-20.

［5］张时春．行政许可受理程序的完善［J］．行政与法，2006（10）：80-82.

［6］邓传海．行政许可受理程序探讨［J］．中国水运，2009（4）：24-25.

［7］徐小明．行政许可受理在先原则简评［J］．苏州大学学报，2008（1）：65-68.

［8］轩斯文．论行政受理行为可诉性研究［J］．商业文化，2011（12）：379.

［9］王卉，江传富．全面质量管理——21世纪质量管理创新的焦点［M］．北京：电子标准化与质量，2001.

［10］拉塞尔·M·林登．无缝隙政府：公共部门再造指南［M］．汪大海，吴群芳，译．北京：中国人民大学出版社，2002.

［11］王建英．美国药品申报与法规管理［M］．北京：中国医药科技出版社，2005.

［12］陈永法．国际药事法规［M］．南京：东南大学出版社，2010.

［13］杨志敏，杜晓曦．中、美药品注册管理法规体系的比较研究［J］．食品与药品，2009（11）：1-4.

［14］罗慧莉．我国药品注册管理体制研究［D］．杭州：浙江大学药学院，2007.

［15］张宁，平其能．美国仿制药审批管理体系初探［J］．中国新药与临床杂志，2010，29（5）：387-393.

［16］张宁，平其能．对建立我国仿制药注册审批管理配套制度的探讨［J］．中国新药杂志，2010，19（11）：921-925.

［17］武霞，柯朝静，邵蓉．创新药物风险投资策略现在研究［J］．中国新药杂志，2020，29（21）：2459-2464.

［18］武霞，邵蓉．风险投资视角下的创新药物研发激励体系模型研究［J］．中国新药杂志，2020，29（20）：2287-2293.

［19］徐蓉，邵明立．基于公众的药品风险认知分析［J］．中国新药杂志，2016，25（6）：622-626.

［20］赵婷婷，赵建中，马立权，等. 德国药物警戒体系及对我国的启示［J］. 中国临床
药理学杂志，2020，36（16）：2591–2600.

［21］赵婷婷，赵建中，马立权，等. 浅析日本药物警戒体系及其启示［J］. 中国临床药
理学杂志，2020，36（20）：3387–3392.

［22］梁建贞. 对基层药监受理工作的思考分析［J］. 首都医药，2009（5）：13–14.

［23］高芳，梁静，杨玥莹，等. 国家药品抽检样品受理问题分析及建议［J］. 中国药事，
2020，34（6）：632–635.

［24］王姝，单晓晖，王博，等. 浅谈药品行政受理审评审批制度的重大变革［J］. 医学
信息，2016，29（15）：374–375.

［25］张少君. S省药品再注册受理工作现状与存在问题分析［J］. 科技资讯，2015，13
（23）：139–140.

［26］曹莹. 关于基层药品类受理工作的几点思考［J］. 首都医药，2009（12）：54.

［27］奥托·迈耶. 德国行政法［M］. 刘飞，译. 北京：商务印书馆，2002.

［28］翁岳生. 行政法与现代治理国家［M］. 台北：台湾祥新印刷公司，1979.

［29］狄骥. 宪法论［M］. 钱克新，译. 北京：商务印书馆，1962.

［30］应松年. 行政程序法研究［M］. 北京：中国法制出版社，2000.

［31］沈宗灵. 现代西方法律哲学［M］. 北京：法律出版社，1983.

［32］温晋锋，徐国利. 行政法学［M］. 北京：科学出版社，2020.

［33］叶必丰. 行政行为原理［M］. 北京：商务印书馆，2014.

［34］应松年. 当代中国行政法［M］. 北京：中国方正出版社，2005.

［35］王敬波. 行政法学［M］. 北京：中国政法大学出版社，2018.

［36］张兴祥. 中国行政许可法的理论和实务［M］. 北京：北京大学出版社，2003.

［37］崔卓兰. 行政程序法要论［M］. 长春：吉林人民出版社，1996.

［38］胡建淼. 行政行为基本范畴研究［M］. 杭州：浙江大学出版社，2005.

［39］赵梦雅. 论行政受理［D］. 北京：中国政法大学，2009.

［40］戴维·H·罗森布鲁姆. 公共行政学：管理、政治和法律途径（第5版）［M］. 张
福成，译. 北京：中国人民大学出版社，2002.

［41］周思源. 成立行政受理服务中心建立规范受理、阳光运行、监督保障新机制——行
政审批管理体制改革的探索与实践［J］. 中国医药导刊，2006，8（4）：238–239.

［42］张宏艳. 政府服务质量SERVQUAL评价研究［D］. 哈尔滨：哈尔滨理工大学经济
管理学院，2008.

［43］Schneider B，White SS. Service Quality：Research Perspectives［M］. Thousand Oaks：
Sage，2004.

［44］Tamraka R. Impact of citizen charter in service delivery［D］. Ph. M. Thesis, North South University, 2010.

［45］Fornell. C., Johnson M. D., Anderson E. W., et al. The American Customer Satisfaction Index: nature, Purpose and Finclings［J］. Journal of Marketing, 1996, 60: 7-18.

［46］俞可平. 治理与善治［M］. 北京: 社会科学文献出版社, 2000.

［47］国家市场监督管理总局, 国家标准化管理委员会. 政务服务评价工作指南（GB/T 39735-2020）［EB/OL］.（2020-12-14）［2021-01-01］. https://www.doc88.com/p-38773089636771.html?r=1.

［48］耿旭. 质量驱动的行政服务标准化研究［M］. 北京: 科学出版社, 2017.

［49］薛薇. SPSS 统计分析方法及应用［M］. 北京: 电子工业出版社, 2015.

［50］张文辉, 胡蓓. 创业者核心创业力的实证研究［J］. 中国科技论坛, 2010（5）: 91-95.

［51］叶祖光, 苏刚强, 邹文俊. 欧洲药品市场准入审批程序之述评［J］. 中国中医药信息杂志, 2005, 8（12）: 1-2.

［52］孙咸泽, 李波, 王翔宇, 等. 欧洲药品审评审批制度对我国的启示［J］. 中国食品药品监管, 2017: 7-11.

［53］杨东升, 牛剑钊, 许鸣镝, 等, ICH 电子通用技术文件简介［J］. 中国新药杂志, 2019, 28（12）: 1440-1444.

［54］FDA. Guidance for Review Staff and Industry: Good Review Management Principles and Practices for PDUFA Products.［EB/OL］.［2005-03-15］. https://www.fda.gov/media/132157/download.

［55］李晓宇, 柴倩雯, 杨悦. FDA 新药上市申请立卷审查研究［J］. 中国新药杂志, 2016, 25（6）: 627-633.

［56］FDA. Good Review Practice: Refuse to File［EB/OL］.［2018-05-09］. https:// www. fda.gov/media/87035/download.

［57］Chahal HS, Mukherjee S, Sigelman DW, et al. Contents of US Food and Drug Administration Refuse-to-File Letters for New Drug Applications and Efficacy Supplements and Their Public Disclosure by Applicants［J］. JAMA Intern Med.

［58］杨依晗, 马爱霞. 美国 FDA 信息公开简述及启示［J］. 中国药房, 2009, 20（22）: 1701-1704.

［59］陈嘉音, 杨悦. 美国 FDA 信息公开与保密的研究［J］. 中国药学杂志, 2019, 1（54）: 66-71.

［60］廖宏斌, 马珂, 郭佳良, 等. 新中国行政审批制度变迁［M］. 成都: 西南财经大

学出版社, 2019.

［61］李一宁, 金世斌, 刘亮亮. 完善政务服务工作运行机制研究［J］. 中国行政管理, 2017, 6: 6-10.

［62］艾琳, 王刚, 张伟清. 由集中审批到集成服务——行政审批制度改革的路径选择与政务服务中心的发展趋势［J］. 中国行政管理, 2013, 4（334）: 15-19.

［63］袁媛. 我国行政审批局模式论［D］. 济南: 山东大学法学院, 2020.

［64］王胜君, 丁云龙. 行政服务中心的缺陷、扩张及其演化——一个行政流程再造视角的经验研究［J］. 公共管理报, 2010, 7（4）: 24-30, 123.

［65］朱光磊, 等. 构建行政审批局——相对集中行政许可权改革的探索［M］. 北京: 中国社会科学出版社, 2017.

［66］陈世伟. 成都市武侯区大部制度改革组建行政审批局的案例研究［D］. 成都: 电子科技大学公共管理学院, 2016.

［67］张楠, 迪扬. 区块链政务服务: 技术赋能与行政权力重构［J］. 中国行政管理, 2020, 1（415）: 69-76.

［68］中国社会科学院语言研究所词典编辑室. 现代汉语词典［M］. 北京: 商务印书馆, 1978.

［69］彭铭阳. 行政备案制度完善路径探讨［D］. 广州: 华南理工大学法学院, 2019.

［70］颜海. 政府信息公开理论与实践［M］. 武汉: 武汉大学出版社, 2008.

［71］朱友刚. 服务型政务视角下的政府信息公开研究［D］. 济南: 山东大学政治学与公共管理学院, 2012.

［72］韩业斌. 容缺受理制度的法理基础与完善路径［J］. 北方法学, 2019, 13（73）: 88-100.

［73］章剑生. 现代行政法基本理论［M］. 北京: 法律出版社, 2008.

［74］姜明安. 行政法与行政诉讼法［M］. 北京: 法律出版社, 2006.

［75］陈凌芹. 绩效考核［M］. 北京: 中国纺织出版社, 2004.

［76］郁建兴, 吴福平. "无缝隙政府"的实践与思考——以玉环县为例［J］. 中共浙江省委党校学报, 2003（3）: 8-13.

［77］梅绍祖. 流程再造——理论、方法与技术［M］. 北京: 清华大学出版社, 2004.